Collection **marabout service**

Afin de vous informer de toutes ses publications, **marabout** édite des catalogues où sont annoncés, régulièrement, les nombreux ouvrages qui vous intéressent. Vous pouvez les obtenir gracieusement auprès de votre libraire habituel.

ALICE KAHN LADAS
BEVERLY WHIPPLE
JOHN D. PERRY

Le point G

et autres découvertes récentes sur la sexualité humaine

Traduit de l'américain par Christian Bounay

marabout

A notre commanditaire
Harold Ladas

Figures 1, 2, 3, 4 et 6 par Jean G. Addiego
Figure 5 par Laura Hartman
Dessins de Victoria Gomez

Le matériel extrait du *Journal of sex research* a été utilisé avec l'aimable autorisation du *Journal*, publication de la Society for the scientific study of sex.

Titre original : THE G SPOT
and other recent discoveries
about human sexuality

Sommaire

La dérobade de l'enseignement en matière d'anatomie pratique est en partie responsable des mésententes physiques que l'on estime à l'origine de la moitié des inadaptations mentales et des trois quarts des divorces et des abandons... Nombre de nos convictions actuelles concernant les sensations sexuelles « moyennes » et la sexualité normale se réduisent à l'état d'hypothèses s'appuyant sur des fondations guère plus solides que des impressions d'ensemble et des histoires individuelles éparses.

Dr ROBERT LATOU DICKINSON (1933)

INTRODUCTION

Le présent ouvrage traite de quelques grandes découvertes récentes, capitales pour la compréhension du fonctionnement sexuel de l'être humain. Nous pensons que les informations données dans le cadre de ce livre pourront aider des millions de femmes et d'hommes à s'ouvrir à une vie plus riche en plaisirs et plus épanouissante, et à mettre fin à trop de peines et de frustrations inutiles.

Certains des faits qui constituent la matière de cet ouvrage étaient déjà connus, mais ignorés du public, voire rejetés, dans la mesure où ils n'entraient pas dans les limites de l'« acceptable » culturel ou scientifique, et qu'ils n'avaient pas encore pu être articulés entre eux d'une façon intelligible. N'oublions pas que pour Darwin, « Facts are of no value, unless they are for or against some point of view. » (Les faits n'ont pas de sens à moins qu'ils n'établissent ou ne réfutent une interprétation.) Une fois reliés ensemble, les faits que nous présentons se sont avérés modifier considérablement notre compréhension de la sexualité humaine.

Ce n'est pas un livre sur l'amour. Il ne traite pas des problèmes relationnels entre personnes; sa vocation n'est pas de résoudre les problèmes affectifs, bien que certains puissent effectivement s'estomper si l'on met en application quelques-uns des conseils donnés. Et surtout, ce livre n'est en aucun cas une panacée pour tous les problèmes sexuels dont souffre l'humanité. D'autre part, comme nous le verrons plus loin, les résultats de nos observations et les preuves que nous mettons en avant ont un prolongement considérable, car ils révèlent qu'au niveau sexuel, l'homme et la femme se ressemblent beaucoup plus qu'on ne le pensait hier encore. Cette découverte pourra contribuer à effacer les barrières entre les individus, et nous éclairer sur le comportement sexuel humain.

Dans leur ensemble, ces nouveaux acquis en matière de sexologie constituent un grand pas vers la démystification du « continent obscur » dont parlait Freud, et qui n'est d'ailleurs plus aussi obscur qu'il l'était quand, il y a un siècle, le père de la psychanalyse forgea cette expression pour désigner la sexualité de la femme. Il y a cependant encore beaucoup à faire en matière de recherche dans ce domaine. Si ce que vous apprend cette lecture s'avère compatible avec vos convictions intimes, vos habitudes, et vos attitudes, vous en tiendrez compte et passerez à l'application; bien entendu, votre réaction ne sera pas la même si les notions proposées sont en conflit avec votre « éducation » et vos habitudes.

Nous ne comptons nullement sur une adhésion inconditionnelle à nos options, et nous ne la souhaitons pas. En revanche, notre but est que l'information soit diffusée, puis acceptée ou rejetée, selon l'expérience de chacun, et le cas échéant, mise en application. En outre, nous souhaitons qu'elle soit vérifiée avec la plus grande rigueur scientifique. La vocation première de cet ouvrage n'est pas une diffusion restreinte au sein de la communauté scientifique, mais bien l'information de tous ceux qui s'intéressent à la sexualité humaine. Quant aux personnes qui souhaiteront étudier de plus près les preuves scientifiques, elles trouveront tous les renseignements d'ordre technique requis dans les Annexes.

En théorie, toute information se suffit à elle-même.

En revanche, dans la pratique, elle est indissociable du contexte individuel et social dans lequel elle est reçue. C'est pourquoi, outre les éléments d'information apportés, nous espérons que ce livre aidera de nombreux lecteurs et lectrices qui ont toujours rejeté les perceptions de leur propre corps en se pliant à un certain conformisme, à se débarrasser de tous les « mythes » qui ont pu leur être inculqués.

Par exemple, une femme à qui l'on a toujours dit que seuls les hommes peuvent éjaculer, croira, s'il lui arrive à elle-même d'éjaculer, qu'elle est malade, anormale, ou que quelque chose, d'une façon ou d'une autre, ne va pas. C'est là que ce livre intervient : sa seule lecture pourra aider cette femme à comprendre et à mieux s'accepter; il sera même encore plus bénéfique de le lire à deux. En effet, des recherches ont permis de montrer que l'appui ne serait-ce que d'une personne suffit à la plupart des individus pour résister à la pression du groupe [1].

Si l'avis des autres nous touche – en particulier quand ils nous contredisent – c'est en grande partie parce qu'il peut déclencher chez nous un phénomène d'angoisse, lequel à son tour engendre des réactions physiologiques désagréables. Bien que les manifestations spécifiques de la contrariété varient d'une personne à l'autre, il en résulte généralement une perturbation du système nerveux sympathique; or, le comportement sexuel est intimement lié au fonctionnement de ce dernier. Il nous arrive quelquefois d'être mis en présence d'informations contradictoires. C'est justement dans une situation de ce type que nous nous trouvons depuis au moins un tiers de siècle, pour tout ce qui concerne la sexualité de la femme. On le sait, la contradiction des informations crée la confusion. Or, quand il s'agit d'un aspect aussi intime de notre vie que peut l'être l'expression sexuelle, cela ne peut qu'engendrer des angoisses profondes. Entre autres raisons d'être, ce livre a donc celle de réduire les dissonances et d'assurer l'intégration et la compréhension rendues possibles par les nouvelles découvertes. En portant ces informations à votre connaissance, nous ne voulons surtout pas lancer les Olympiades du Sexe en élevant la « barre » des performances. Ce ne serait là qu'une source d'angoisse, ce qui est exactement aux antipodes de notre objectif. Les fruits de nos travaux confirment

1. Solomon E. Asch, « Studies of Independence and Conformity ». Alice K. Ladas « Breastfeeding; The Less Available Option ».

qu'il existe tout un éventail d'options en matière de sexualité et réfutent toutes les orthodoxies qui ont engendré tant de dissensions et de détresse, en particulier ces dernières décennies. Il n'y a pas *une* formule idéale, mais un continuum d'options. Et si vous souhaitez vous déplacer sur ce continuum dans un sens ou dans l'autre, nous espérons que les informations données dans ce livre vous aideront à enrichir vos sensations érotiques et à vous affirmer.

1

UNE NOUVELLE SYNTHÈSE

Par trois fois au cours de notre siècle, de grands pionniers dans le domaine de la sexualité humaine ont choqué, informé, et transformé notre monde. A l'origine de ces immenses bouleversements, on trouve quatre grands noms : Sigmund Freud, Alfred Kinsey – et ses collaborateurs – et l'équipe de Masters et Johnson. Leur influence sur notre vie a été beaucoup plus déterminante qu'on ne l'imagine généralement. Dans leur ensemble, leurs travaux ont profondément remodelé nos attitudes, influencé notre comportement, et transformé notre mode de vie à bien des égards; or, leurs découvertes respectives et les conclusions théoriques qu'ils en ont tirées se contredisent bien souvent; ce qui nous place devant un dilemme difficile à résoudre. Tandis que le père de la psychanalyse nous dit qu'une femme est mûre à partir du moment où elle devient sensible à la stimulation vaginale et qu'elle a renoncé à son intérêt infantile pour son clitoris, Kinsey et son équipe et – plus près de nous – Masters et Johnson, affirment que le clitoris joue un rôle important dans l'orgasme chez la femme ; plus encore, il serait le foyer même de la stimulation érotique chez les représentants du sexe féminin.

Mais comment se fait-il qu'au XXe siècle, alors que la sexualité du genre humain est devenue un sujet légitime d'étude scientifique – et ce, pour la première fois de l'histoire de l'Occident – les grands maîtres de cette nouvelle branche de la connaissance aient des opinions aussi fortement divergentes ? Comment la recherche dite « scientifique » peut-elle mener à des conclusions radicalement opposées sur un même thème d'étude ?

Ces deux questions peuvent sembler bien abstraites, sans réel impact sur la vie de tout un chacun ; aussi, pour rester dans le concret, prenons le cas typique de Joan, typique parce que des milliers de jeunes filles devenues femmes dans les années 40 et 50 ont vécu un problème similaire.

Joan a fêté ses vingt et un ans durant le chaos de la Seconde Guerre mondiale. Jusque-là, elle a déjà flirté avec quelques hommes, mais celui qui l'attire le plus est un capitaine engagé volontaire de la marine américaine, membre de l'équipage d'un sous-marin.

Une courte permission, les retrouvailles et elle lui donne sa virginité. Quand il a réintégré son unité, ils échangent des lettres d'amour enflammées ; puis il revient et un aumônier militaire les marie. Son époux est en mer quand Joan met au monde son premier enfant ; le second verra le jour au lendemain de la guerre, quand ils partagent un appartement, à Washington, avec un autre couple, qui s'est fondé dans les mêmes circonstances. Mais Joan est malheureuse. Revenu sur la terre ferme, son beau capitaine s'avère être un aventurier, un joueur bien peu respectueux des lois. Joan n'est pas préparée à une telle vie ; elle va donc chercher de l'aide auprès d'un psychanalyste. De séance en séance, le traitement durera six ans et se soldera par deux résultats ; d'une part, Joan demande le divorce et, de l'autre, elle est désormais absolument convaincue d'être sexuellement anormale, puisque depuis son mariage – hormis les deux ou trois premiers jours – elle n'a plus jamais atteint à l'orgasme. Ce qui lui a valu les quolibets de rigueur de la part de son mari. Or, son analyste ne fait qu'accroître son désarroi en lui disant que cela révèle un arrêt de son évolution, arrêt dont selon lui, on trouverait les indices à bien d'autres niveaux. Bien que Joan ait appris à se procurer elle-même l'orgasme par la masturbation, un sentiment de culpabilité l'empêche de demander à son mari de lui donner du plaisir par ce procédé qui, à ses yeux, n'est pas digne d'un adulte; et, de fait, analyste et époux contribuent à renforcer considérablement ce sentiment. Ensuite, une trentaine d'années s'écouleront pendant lesquelles elle n'osera jamais avouer à ses amants, ni à ses confidentes, ce qui lui procurerait effectivement du plaisir; puis un amant la quitte, elle fait un début de dépression, et se confie à son médecin traitant. Par crainte de trahir ce qu'elle croyait être un manque de maturité et une « inadaptation » sexuelle, Joan a passé pratiquement toute sa vie à renier sa propre sexualité.

Pour une femme qui, comme Joan, s'en est remise à un psychanalyste freudien, elles sont des milliers à avoir subi sans le savoir l'influence des successeurs de Freud : les travaux du médecin viennois ont eu des retombées à tous les niveaux de notre culture et les concepts qu'il a définis sont entrés dans le langage de tous les jours. « Elle a fait cela *inconsciemment* », « il a un *Ego* très fort », « c'est le *complexe d'Œdipe* qui le rend si attaché à sa mère », « surveille-toi, ton *ça* ressort » : autant d'expressions courantes qui sont désormais comprises par les représentants de toutes les catégories sociales.

Après Joan, prenons maintenant un autre cas, celui de Mélanie qui un jour se présenta pour une consultation dans une clinique américaine, dans l'État d'Arizona, pour être plus précis. Mélanie a commencé à avoir une vie sexuelle « active » dans les années 60, soit une vingtaine d'années après Joan, et alors que les Beatles faisaient l'apologie des drogues psychédéliques dans des chansons comme « Lucy in the Sky with Diamonds » (lire : LSD!), que la jeunesse chantait « Faites l'amour, mais pas la guerre », et que Masters et Johnson publiaient le rapport de leurs observations révolutionnaires faites en laboratoire, sur l'activité sexuelle. Il ne faut pas croire pour autant que le joug de l'ère victorienne était au rancart : à peu près tout ce qui concernait la sexualité de notre espèce était encore classé au chapitre de l'abstrait psychologique et sociologique dans la rubrique des « déviations criminelles [1] ».

Mélanie a vécu dans une communauté californienne, où elle a fait l'expérience du nudisme et de l'alimentation végétarienne. Dans ces communautés, on vit de la terre et l'on pratique une sexualité de groupe. Mais un jour, elle tombe amoureuse : après six mois de vie commune avec son ami, elle a envie de se marier. « Mais ce ne serait pas honnête, confie-t-elle, car au niveau sexuel, quelque chose ne tourne pas rond chez moi. Je n'aime pas qu'il touche ou qu'il embrasse mes parties génitales. Et je suis censée y trouver du plaisir. Je n'aime pas les caresses bucco-génitales; je ne supporte même pas le contact de son pénis sur mon clitoris.

« J'aime être pénétrée par-derrière : quand je fais l'amour, il faut que ce soit très fort, avec beaucoup d'action. J'ai quelque chose qui cloche. C'est affreux. L'orgasme me vient trop vite et pas de la bonne façon. Je ne suis pas normale. »

D'un côté donc, Mélanie ne se sentait pas normale parce que la stimulation clitoridienne la répugnait et, de l'autre, Joan était mal parce qu'au contraire, elle avait besoin de cette stimulation. Les angoisses de ces deux femmes ont été entretenues, pour ne pas dire engendrées, par les contradictions des idées reçues de leur époque. De fait, depuis une trentaine d'années, la grande majorité d'entre nous ont dû, et doivent encore, vivre avec toutes sortes de contradictions de ce type, dont la conséquence première est de créer un malaise chez les individus. Pour mieux comprendre comment cette curieuse polarisation a pu s'instaurer, il nous

1. Leah Schaefer, « A History of the Society for the Scientific Study of Sex » (rapport présenté à la Society for the Scientific Study of Sex, Philadelphie, avril 1981).

faut revenir sur la controverse qui s'est faite jour entre analystes freudiens et sexologues, et sur ceux qui sont à l'origine de ladite controverse.

Il y a un siècle, il était hors de question de pouvoir parler en public de la sexualité, et encore moins des plaisirs sexuels. Un scientifique qui se penchait sur l'étude des choses du sexe devenait suspect aux yeux de ses confrères et il risquait fort d'y perdre sa réputation (cela dit, ce problème est encore bien actuel). Il y a un siècle donc, l'ère victorienne, qu'un auteur n'a pas manqué de décrire comme une « maladie sexuellement débilitante », était à son zénith. Ce qui ne l'empêchait pas d'avoir une production pornographique remarquable : les dessins de femmes ne laissent aucun doute quant au plaisir que celles-ci pouvaient éprouver durant les séances de pose; pour ce qui est de l'attitude officielle d'alors vis-à-vis de la femme, voici ce que Lord Acton écrivait : « Il est heureux pour la société que l'idée selon laquelle la femme aurait une sensibilité sexuelle puisse être écartée comme une vile insanité. » Pour l'idéologie dominante, l'absence de désirs sexuels était un des traits majeurs de la féminité. Le concept victorien du rôle de la femme est défini en clair dans un manuel de la femme et de la mère de famille exemplaire, qui fut publié dans les années 1840 :

> La fonction essentielle de la femme est d'être toujours présente au chevet des malades; de surveiller les faibles premiers pas de l'enfance; de donner à ses enfants les bases élémentaires du savoir; de dispenser ses sourires à ceux de ses amis qui sombrent dans la vallée de larmes [2].

Son rôle de partenaire sexuelle est sous-estimé; c'est même un euphémisme.

La reine Victoria s'était faite la championne de ces idées

2. Dans l'Angleterre victorienne, des livres de « petites mœurs » furent publiés, qui faisaient office de guides des bonnes manières, des conventions et convenances de l'époque.

et menait elle-même campagne pour empêcher les femmes d'exercer une profession, en particulier dans le domaine médical. Les femmes devaient devenir des épouses soumises et de dignes maîtresses de maison. On retrouve dans les livrets d'opérettes de l'époque beaucoup de ces femmes d'âge respectable qui n'avaient pas leur place dans la société et qui, sans l'appui financier d'un mari, se trouvaient dans une situation désespérée. Un confrère de Sigmund Freud, le neuropsychiatre allemand Richard von Krafft-Ebing, qui a beaucoup écrit sur la pathologie sexuelle, considérait la sexualité en elle-même comme une sorte de maladie répugnante. Voici ce qu'il disait de la femme :

> Si elle est normalement développée mentalement et bien élevée, ses désirs sexuels doivent être minimes. S'il en était autrement, le monde se transformerait en une immense maison de passe et le mariage et la famille deviendraient impossibles. Il est certain qu'un homme qui évite les femmes, et une femme qui cherche les hommes, sont tous deux anormaux [3].

Une telle ambiance semble bien peu propice à l'accomplissement des premières recherches sur la nature sexuelle de l'homme (d'autant qu'on l'isole alors de la femme) : c'est justement là une des grandes réussites de l'œuvre de Freud.

Sigmund Freud est né en 1856 en Moravie, une région de l'actuelle Tchécoslovaquie, seize ans après que la reine Victoria eut épousé son cousin, Albert de Saxe. Le jeune Freud avait quatre ans quand sa famille s'est installée à Vienne et toute son éducation allait avoir lieu au cœur de ce grand carrefour de la pensée européenne. Plus tard, pour subvenir aux besoins de son foyer, il renonça à une carrière de chercheur pour ouvrir son propre cabinet de neurologie. A quatre-vingts ans – trois ans avant sa mort – il déclarait :

> J'ai découvert de nouveaux éléments importants concernant entre autres, l'inconscient et la vie psy-

---

3. Richard von Krafft-Ebing, *Psychopathia Sexualis.*

> chique, et le rôle des instincts et des pulsions. De ces découvertes est née une science nouvelle, la psychanalyse, qui est une branche de la psychologie et constitue une nouvelle méthode de traitement des névroses. J'ai payé très cher ce petit acquis de bonne fortune. On ne me croyait pas, et mes théories étaient considérées comme répugnantes. Je me heurtais à une résistance inflexible [4].

Les recherches de Freud choquaient l'Occident, et cela se solda par son exclusion de nombre de sociétés savantes qui l'avaient pourtant accueilli comme un novateur. Quel était donc le crime qui lui valait d'être ainsi mis au ban ? Il combattait l'idée régulièrement admise selon laquelle l'homme était un être fondamentalement rationnel, parce que selon lui, la libido (l'énergie de la pulsion sexuelle), guidait l'ensemble du comportement humain. En comparant notre esprit à un iceberg, dont la plus grande partie est occultée, Freud dit que la partie la plus importante de l'esprit humain est irrationnelle et inconsciente et que seule une petite pointe de préconscient et de conscient dépasse à la surface. Toujours selon Freud, la partie la plus importante, l'inconscient – dont l'essentiel est sexuel – est plus déterminante dans notre vie de tous les jours que la partie rationnelle, même si nous nous leurrons en croyant le contraire.

Il a enseigné aux thérapeutes une nouvelle technique pour traiter les patients, en les laissant faire des associations d'idées, et en leur faisant raconter leurs rêves pour en savoir plus sur eux, et pouvoir les aider. Il a attiré l'attention sur l'importance cruciale des premières années de la vie et de la relation de l'enfant avec le milieu ambiant. Il a été le premier à parler de sexualité infantile et à démontrer que dans ce domaine comme dans bien d'autres, « l'enfant est le Père de l'homme ».

Hormis ces grandes découvertes capitales, Freud nous a

4. Sigmund Freud, « The Voice of Sigmund Freud » (enregistrement réalisé en 1938).

appris énormément de choses quant à la nature et la sexualité humaines. Bien que ce point ne fasse pas l'unanimité, Freud et bien d'autres considéraient sa théorie du complexe d'Œdipe comme une de ses œuvres maîtresses. En quelques mots, selon cette théorie, le premier objet érotique de l'enfant est sa propre mère et, tant pour un garçon que pour une fille, la mère devient le modèle, la référence de tous les futurs objets d'amour. Au stade où un petit garçon commence à prendre plaisir à caresser ses organes génitaux, il veut devenir l'amant de sa mère et remplacer son père. Or, son père étant plus grand, plus fort que lui, il sait qu'il n'y parviendra pas. De plus, il a besoin de son père. Dans le même temps, sa mère s'efforce de l'empêcher de se masturber. Si cela ne suffit pas, elle peut aller jusqu'à le menacer en disant que le châtiment sera terrible s'il persiste dans sa mauvaise habitude. Si par hasard, le petit garçon a l'occasion de voir les organes génitaux d'une fille, il peut s'imaginer qu'on a retiré à celle-ci son pénis par punition et connaîtra l'angoisse de la castration. Selon Freud, il pourra en résulter une foule de « symptômes névrotiques » tels que la crainte de l'autorité (de laquelle viendra la punition tant redoutée), ou sa réciproque, le défi à l'autorité (c'est-à-dire, le père) car l'enfant pressent que l'attaque peut être la meilleure défense. Il peut aussi en découler un état de dépendance excessive vis-à-vis de la mère par crainte du père, ou un dégoût de la femme « castrée », ou encore un mélange des deux. Devenu adulte, l'enfant tendra à fuir les femmes en se reportant sur le célibat ou l'homosexualité. Ce type de réactions sont à l'état latent dans l'inconscient du garçon; elles peuvent être déclenchées par toutes sortes d'événements et influer sur sa sexualité lorsqu'il aura atteint le stade de la puberté et se préparera à devenir adulte.

Toujours selon Freud, les choses se passent différemment chez une fille. N'ayant pas de pénis, elle ne craint pas de le perdre. Au contraire, elle envie les garçons d'en posséder un et, au lieu de connaître des angoisses de castration, elle a des désirs de pénis. Dès lors, elle peut vouloir imiter les garçons et si elle persiste, cette voie peut la conduire à l'homosexualité. Une autre solution consistera à essayer de

« comprendre » et à développer ce que Freud appelait une « disposition féminine normale », passive, docile et dépendante. La fille peut aussi reprocher à sa mère de lui avoir donné un corps incomplet, puisque sans pénis. Il en résultera un « complexe d'Électre » : la fille cherchera à supplanter la mère auprès du père. Bien entendu, ses sentiments sont réprimés car ceux qui en souffrent résistent de toutes leurs forces pour les empêcher de resurgir au niveau conscient. Aux yeux des disciples de Freud, ceci explique que ses thèses puissent sembler barbares ou repoussantes et que leurs détracteurs soient si nombreux. Pourtant, les obstacles se multiplient, et c'est une véritable gageure que de distinguer ce qui est réfuté parce qu'inconscient, de ce qui l'est parce que faux.

A partir d'une hypothétique infériorité de la femme et fort de la certitude que le premier être humain était un mâle, Freud a développé ses théories sur la sexualité féminine, théories qui allaient engendrer un système culturel qui, bien des années plus tard, a perturbé considérablement des femmes comme Joan. Pour Freud le clitoris est un organe saillant « masculin », un pénis atrophié, diminué. Étant plus directement accessible que le vagin, le clitoris est naturellement découvert le premier par les petites filles qui, dans leurs jeux, commencent à explorer leur propre corps. Pour Freud, quand une fille devient une jeune femme, elle doit renoncer à son intérêt infantile pour son clitoris et « transférer » le foyer du plaisir sur son vagin (dans la mesure où celui-ci est un organe récepteur et que la femme est elle-même considérée comme réceptrice). Ce processus est décrit par la « théorie du transfert clitoro-vaginal ».

De nos jours, une bonne partie des théories de Freud sont communément admises. Le médecin viennois est même considéré comme un des géants de la science, et à raison. Il est facile de dénigrer les grands hommes en s'appuyant sur leurs épaules pour voir plus loin. Loin de nous cette intention. Il n'en est pas moins vrai que Freud, en dépit de sa fabuleuse contribution, a commis de grosses erreurs, erreurs qui sont imputables aux limites de ses méthodes d'investigation et de sa conscience, ainsi qu'au fait qu'en matière de psychologie sociale et d'anthropologie, une foule de découvertes restaient à faire, qui bénéficieraient seulement aux successeurs du père de la psychanalyse.

Nombreux sont ses disciples qui ont oublié que Freud était tout à fait conscient de ses limites quant à la compréhension de la sexualité féminine. Souhaitant que des femmes analystes pourraient un jour apporter leurs lumières sur ce sujet, il dit : « Si vous voulez en savoir plus sur la féminité, cherchez donc en vous-mêmes, adressez-vous aux poètes, ou bien attendez que la science vous fournisse des éléments plus en profondeur et plus cohérents [5]. »

Comme nous tous, Freud était influencé par son propre inconscient, qui lui-même était lié en partie aux circonstances spécifiques de son passé familial et personnel, et au milieu culturel de type patriarcal dans lequel il avait été élevé. A l'époque, il était mieux admis de parler de la sexualité des hommes que de celle des femmes et de l'érotisme féminin.

La méthode d'investigation scientifique appliquée par Freud est à l'origine tant de ses théories proprement révolutionnaires que de ses erreurs. Il a écrit que les principes de la psychanalyse étaient fondés à la fois sur ses expériences personnelles et cliniques – c'est-à-dire, sur l'analyse introspective de ses propres pensées et de ses sentiments et sur l'interprétation de ceux de ses patients. Selon lui, nul n'était à même de critiquer ses thèses sans avoir procédé à un travail similaire. C'est d'ailleurs une attitude encore très répandue chez les néo-freudiens.

Les théories de Freud étaient fondées sur un nombre limité de patients qu'il « sondait » en profondeur et qui – dans la mesure où ils se faisaient traiter par lui parce que cette nouvelle forme de thérapie les intéressait et qu'ils étaient suffisamment riches pour se le permettre – n'étaient pas nécessairement représentatifs de la société viennoise de l'époque, et encore moins de l'ensemble de l'humanité. En revanche, l'anthropologue Margaret Mead a étudié les mœurs sexuelles des peuples de plusieurs dizaines de sociétés

5. Sigmund Freud, *Nouvelles conférences sur la Psychanalyse.*

et nous apprend qu'à des cultures différentes, correspondent des pratiques différentes. Grâce à elle, nous savons maintenant que ce serait faire preuve d'une grande étroitesse d'esprit que de croire que nos coutumes sont les seules valables.

Freud et ses disciples étaient fondamentalement peu critiques quant à leur société et ils soutenaient la supériorité masculine prônée par la reine Victoria. Dès le début pourtant, leur entreprise a attiré des femmes très actives et très compétentes. Certaines firent un travail considérable, mais du groupe d'origine, une seule osa défier le patriarche. Quant aux autres, elles s'arrangeaient pour adapter leurs propres expériences sexuelles et celles de leurs patientes au moule apprêté par Freud.

Cette exception était le Dr Karen Horney; dès 1924, elle commença à remettre en question l'orthodoxie freudienne. Bien que prêt à admettre que sa propre compréhension de la sexualité féminine était limitée, Freud accepta très mal la divergence. Il la toléra jusqu'en 1938, quand il déclara qu'« une analyste qui ne prend pas suffisamment conscience de son propre désir de pénis ne saurait tenir suffisamment compte de ce facteur quand il s'agit de ses patientes [6] »!

Comment en est-il arrivé à formuler un tel jugement? K. Horney avait commencé à s'occuper de psychologie féminine au milieu des années 20 et sur bien des points, elle était d'accord avec Freud. Mais contrairement à lui, elle tenait aussi compte de l'influence de la culture qui, à l'époque, contraignait les femmes à s'adapter aux exigences des hommes : on considérait donc que cette femme soumise était le vrai visage de la femme. En outre, Horney affirmait que puisque les femmes étaient capables d'enfanter, elles étaient donc physiologiquement supérieures, et les hommes leur enviaient cette fonction. Elle considérait aussi comme un fait acquis que le vagin, tout autant que le clitoris, jouait un rôle dans la structure génitale infantile de la femme. Ainsi, en 1926, elle concluait une note par ces mots :

---

6. Karen Horney, « The Flight from Womanhood », in *Sex Differences*.

> ...mon intention première... était de souligner une source potentielle d'erreur, due au sexe de l'observateur et ainsi, de faire un pas en avant... pour passer outre la subjectivité du point de vue masculin ou féminin [7]...

A la prise de pouvoir par Hitler, Horney dut fuir l'Allemagne pour les États-Unis; là-bas, sa tendance à replacer chaque événement dans son contexte culturel se trouva fortement encouragée par les travaux des anthropologues Ruth Benedict et Margaret Mead, et du psychiatre Harry Stack Sullivan. Dès lors elle commença à considérer les névroses comme le résultat d'une interaction de facteurs biologiques et sociaux. L'importance qu'elle attribuait à la culture et son incrédulité quant à une prédestination anatomique trouvaient un support solide dans les travaux novateurs de Mead. Horney connaissait bien la psychologie américaine, qui attribuait un rôle privilégié à l'apprentissage, ce qui l'aida à expliquer les différences culturelles qu'elle avait observées. Selon Mead, la faculté d'atteindre à l'orgasme est une réponse apprise : une culture donnée peut aider ses membres à en développer la capacité ou les en dissuader. Par exemple les Mundugumor, une tribu de Nouvelle-Guinée, croient à l'orgasme chez la femme, ce qui n'est pas le cas de leurs voisins Arapesh. Les femmes Mundugumor sont typiquement orgasmiques, tandis que la plupart des femmes Arapesh sont anorgasmiques. L'aptitude à l'orgasme peut être influencée par toutes sortes de conditionnements d'ordre culturel. Pour développer cette capacité naturelle, la femme doit à la fois connaître les aspects physiques de ses réactions sexuelles et recevoir une stimulation appropriée. Elle ne connaîtra l'orgasme que si la société à laquelle elle est intégrée enseigne à ses membres les techniques requises : c'est la raison même de la publication du présent ouvrage, dans la mesure où il a pour objet de véhiculer une nouvelle information, concernant les grands foyers érogènes.

---

7. Margaret Mead, *L'un et l'autre sexe.*

Il a fallu attendre les années 50 pour voir le biologiste et sociologue américain Kinsey entreprendre une étude quantitative des mœurs sexuelles chez les deux sexes dans notre culture occidentale : de cette étude, il ressort en premier lieu que les comportements sexuels varient considérablement au sein même de notre culture. D'autre part, les travaux de Kinsey ont déclenché (entre autres conséquences), une contestation ouverte de la théorie freudienne du transfert clitoro-vaginal. Des millions de femmes avaient connu le plaisir par l'excitation de leur clitoris, mais rien, jusque-là, n'en avait été dit publiquement.

En aucun cas une science ne peut progresser sans l'aide de mesures quantitatives. Si l'on veut que les observations reflètent la réalité, il faut nécessairement travailler sur un échantillon très vaste de la population; cela est vrai même pour une science aussi profondément intime que la sexologie. Dans son étude, Kinsey ne s'en est pas tenu à l'introduction de méthodes quantitatives; il a aussi été le premier à faire intervenir les statistiques au service de la connaissance de la sexualité humaine et ce, avec la rigueur et la précision qui avaient caractérisé ses précédentes études. Freud, pour sa part, n'a jamais recouru aux statistiques, ni travaillé sur un échantillonnage représentatif de la population : une de ses grandes erreurs est justement imputable au fait qu'il n'a pas vérifié ses théories par les méthodes quantitatives.

C'est ce qui lui a fait croire que l'usage de préservatifs lors des rapports sexuels était à l'origine de ce qu'il appelait la « névrose de la réalité ». Or, il ne s'était jamais penché sur le cas de couples qui avaient ce problème sans jamais recourir aux préservatifs. Comme l'a fait observer Edward Brecher, historien de sexologie : « Il peut arriver que les statistiques se trompent; mais ceux qui n'ont pas recours à elles se trompent nécessairement souvent [8]. »

Kinsey faisait grand usage des questionnaires organisés; il porta cette technique à un très haut niveau de sophistication. Il enseigna à son équipe comment poser les ques-

8. Edward Brecher, *Les sexologues.*

tions, comment les adapter au passé spécifique de chaque sujet, ainsi que ce qu'il fallait attendre des réponses à ces questions. Voici ce qu'écrivit un des interviewés : « Ma femme et moi... sommes repartis avec l'impression commune d'avoir eu affaire à quelqu'un qui connaissait parfaitement son métier. Quand nous en avons reparlé, nous nous sommes aperçus que le docteur Pomeroy (un collaborateur de Kinsey), avait été d'une honnêteté totale à notre égard, et qu'il avait fait naître en nous un besoin pratiquement irrésistible de ne rien lui cacher. Les seules questions auxquelles nous n'avons pas répondu, c'était lorsque la mémoire nous manquait [9]. » L'entreprise était gigantesque, et Kinsey assura lui-même la plus grosse partie du travail. Sur les 17 000 cas étudiés jusqu'à sa mort, plus de 7 000 l'avaient été par lui.

Grâce à ces questionnaires – les premiers à être aussi complets – nous avons beaucoup appris sur le comportement sexuel humain. En 1955, à l'occasion d'une lecture à l'Académie de Médecine de New York, peu de temps avant la disparition de Kinsey, un auditoire composé des représentants les plus en renom du corps médical a pu l'écouter traiter de l'ample éventail de comportements sexuels humains. De vives polémiques se firent jour, concernant la fiabilité des données produites par Kinsey, données qui indiquaient que beaucoup plus de gens avaient des pratiques sexuelles « différentes » – dont la masturbation, l'homosexualité, le coït anal et surtout, l'amour extra-conjugal – que la société ne voulait bien l'admettre. Nombreux furent donc ceux qui cherchèrent à mettre en doute la précision des chiffres et leur représentativité.

Mais le temps finit par faire admettre à la plupart que si elles n'étaient pas toujours d'une exactitude irréprochable, les informations étaient les plus représentatives alors disponibles, d'autant qu'elles tendaient à sous-estimer plutôt la réalité. Elles montraient certainement au grand jour toute une gamme de comportements humains dont on ne parlait qu'à mi-voix et en privé – quand on en parlait.

Comme Freud et tous les grands précurseurs, Kinsey

9. *Ibid.* Cf. Wardell B. Pomeroy *et al.*, *Taking a Sexual History.*

commit quelques erreurs dont une, notamment, qui concernait le sujet qui nous intéresse et qui était imputable à une volonté d'objectivité scientifique aussi grande que possible. Dans le cadre d'un programme de recherche mis en œuvre par le Kinsey Institute, une étude a été faite pour déterminer exactement les zones les plus sensibles à la stimulation sexuelle au niveau des organes génitaux féminins. Cinq gynécologues, trois hommes et deux femmes ont examiné plus de 800 femmes, en palpant seize points, dont le clitoris, les grandes et petites lèvres, la paroi vaginale et le col de l'utérus [10]. Pour ne pas toucher directement les sujets et risquer d'être influencés et de perdre de leur rigueur scientifique, ils utilisaient une sorte de petit bâtonnet à embout [11]. Malheureusement – comme nous le savons maintenant – les zones érogènes du vagin répondent aux stimulations fortes, mais pas aux contacts légers : les chercheurs du Kinsey Institute en conclurent à tort que le clitoris était sensible, mais pas le vagin.

Stimulés par les progrès scientifiques apportés par les travaux novateurs de Kinsey, Masters et Johnson firent courageusement le pas décisif et entreprirent d'observer directement le déroulement de rapports sexuels en laboratoire et de publier le compte rendu de l'expérience.

Toute expérience scientifique nécessite non seulement la mesure et la quantification des phénomènes, mais aussi l'observation directe. Prenons un exemple : Aristote pensait qu'un poids dix fois plus lourd qu'un autre chutait dix fois plus vite. Or, près de vingt siècles plus tard, Galilée voulut vérifier la théorie d'Aristote en lâchant du haut de la tour de Pise les deux poids : ils touchèrent terre très exactement au même moment.

De la même façon, il a fallu attendre que Masters et Johnson rapportent leurs observations directes de la masturbation et du coït pour savoir exactement comment le corps humain réagit à la stimulation érotique. Pour en

---

10. Alfred C. Kinsey, Wardell B. Pomeroy, Clyde E. Martin et Paul H. Gebhard, *Le comportement sexuel de la femme*.
11. Zwi Hoch, « The Sensory Arm of the Female Orgasmic Reflex ».

faciliter la compréhension, ils divisèrent le cycle de réponse sexuelle en quatre phases : l'excitation, le plateau, l'orgasme et la résolution.

Lors de la phase d'excitation, la première réaction physiologique de la femme est une lubrification du vagin; chez l'homme, il y a érection du pénis. La lubrification est l'équivalent de l'érection, dans la mesure où toutes deux résultent d'un afflux sanguin rapide vers les zones génitales – ce que l'on appelle la vasodilatation – et causant un engorgement des tissus avoisinants; cette phase est caractérisée par diverses réactions, dont, notamment, un durcissement et une érection des mamelons (généralement, les signes extérieurs sont plus accentués chez les femmes que chez leurs partenaires masculins).

Lors de la phase de plateau (qui est en fait la dernière partie de la phase d'excitation), les tissus du premier tiers du vagin (du côté de l'entrée), gonflent et réduisent le diamètre de l'ouverture pour l'adapter à celui du pénis et le serrer, tandis que le clitoris se rétracte et s'enfouit dans les profondeurs du capuchon, pour devenir invisible; parallèlement, chez l'homme, les testicules gonflent et remontent vers le haut du scrotum. La tension musculaire augmente chez les deux partenaires.

Durant la phase que Masters et Johnson baptisèrent « phase d'orgasme », la femme connaît une suite de contractions rythmées, au niveau du tiers inférieur du vagin, ainsi que des tissus et des muscles voisins : c'est la « plate-forme orgasmique ». Dans un premier temps, les contractions se répètent à une cadence de quatre ou cinq fois par seconde; puis l'intervalle augmente et elles perdent en intensité. Selon Masters et Johnson, un orgasme intense compte de huit à douze contractions; leur nombre n'est plus que de trois à cinq pour un orgasme plus léger. Dans les faits, l'orgasme commence avec le premier spasme musculaire. L'utérus lui-même se contracte de façon cadencée. Chez l'homme, la réaction est comparable, si ce n'est qu'en plus, un processus mène à l'éjaculation, processus que Masters et Johnson ont décrit en détail (mais uniquement pour les représentants du sexe masculin). Tant chez les hommes que chez les femmes, à l'occasion de l'orgasme, le corps est le siège d'une foule de modifications. Entre autres, le pouls et la pression sanguine augmentent, et le rythme respiratoire accélère. L'ensemble de la musculature se contracte : après l'orgasme, la détente des muscles procurera une impression de relaxation. Parallèlement, l'afflux de sang engendre des rougeurs sur une bonne partie du corps.

Au quatrième et dernier stade, dit « de résolution », les organes reviennent progressivement à leur état de repos. La phase de résolution est la plus courte après un orgasme unique; elle sera un peu plus longue après un orgasme multiple; elle se prolongera plus longtemps si aucun orgasme n'intervient après les phases d'excitation et de plateau.

Sur ce thème de recherche aussi, un problème de méthodologie s'est posé, une erreur imputable aux lacunes des études de Kinsey : cette erreur est la source même du dilemme qui nous intéresse. En se fondant sur les travaux de Kinsey, Masters et Johnson considéraient que l'aptitude à l'orgasme par l'autostimulation du clitoris témoignait d'une sensibilité sexuelle normale de la femme. Pourtant, la faculté d'atteindre à l'orgasme par ce procédé était devenue un des critères de sélection des sujets à observer. On laissait donc de côté les femmes qui « fonctionnaient » différemment.

C'est peut-être ce qui explique la position de Masters et Johnson concernant la vieille polémique relative à l'orgasme clitoridien ou vaginal. Selon eux, chez toutes les femmes, le clitoris jouait un rôle dans l'orgasme et les différents types d'orgasmes avaient les mêmes effets physiologiques. Les différences que l'on pouvait percevoir n'étaient que subjectives, car tout orgasme chez la femme impliquait un contact avec d'autres parties de l'ouverture du vagin; il y avait frottement entre le clitoris et son capuchon. Le même frottement que lors de la masturbation pouvait donc se produire à l'occasion du coït.

A ce stade, rappelons-nous que, de l'avis de Freud, il existait deux types d'orgasmes. Le premier résultait de la stimulation clitoridienne : il le considérait comme masculinisant et immature. Quant au second, produit par la pénétration vaginale, il était « adulte » et bien féminin. Dans les rangs des freudiens, d'aucuns portèrent les idées du médecin viennois au jusqu'au-boutisme, en classant les femmes dont les réactions étaient limitées au clitoris, comme frigides et névrotiques. Dans cette optique, un obstétricien réputé conseilla à un bon nombre d'hommes de recourir uniquement à la pénétration pénienne lors de leurs rapports avec leurs femmes, pour empêcher celles-ci de faire une « fixation » sur leur clitoris. A l'extrême opposé du spectre, les travaux de Masters et Johnson ont engendré une littérature abondante et exaltant les vertus du clitoris.

A la lecture de ces textes, les voix s'élevèrent dans le camp des femmes, demandant (entre autres) pourquoi une femme hétérosexuelle se préoccuperait des rapports physiques si ce n'était en vue de la procréation. Toute femme (ou tout homme) ayant jusque-là « fonctionné » sur un mode donné – quel qu'il fût – pouvait percevoir logiquement les comptes rendus des observations et les hypothèses avancées de deux façons radicalement opposées. Mais qu'en était-il des femmes qui vivaient sur les deux modes de fonctionnement ?

A la lumière de la remarque de Freud, pour qui une observation clinique n'avait un sens que si l'on tenait compte du passé du sujet, il serait intéressant de traiter d'une étude conduite récemment par des analystes de bioénergie.

La « bioénergie » est l'œuvre d'un disciple de Reich, Alexander Lowen : il s'agit d'une thérapie néo-freudienne donnant la parole au corps, et qui s'est développée à partir des expériences cliniques de Wilhelm Reich, lui-même disciple de Freud. A la différence de la plupart des psychothérapies, l'analyse bioénergétique opère directement sur la respiration et la tension musculaire, ainsi que sur la parole. Les patients qui se soumettent à ce type de thérapie peuvent être allongés (sachant qu'une position passive stimule les associations d'idées et l'imagination), assis (l'échange avec l'extérieur s'en trouve facilité), ou debout (dans la mesure où cette posture est plus « adulte », plus assurée, et qu'elle fait appel à une tension nerveuse accrue). Tandis que les sexologues utilisent souvent indifféremment les termes jouissance ou orgasme, pour les analystes de bioénergie, *jouissance* décrit les contractions musculaires localisées au niveau des organes génitaux, et *orgasme* les contractions réparties dans l'ensemble du corps.

En 1975, à l'occasion d'un colloque organisé par l'Institut américain de bioénergie, les femmes ont, pour la première fois, tenu une réunion à part de celle de leurs confrères. D'aucunes réalisèrent qu'en dépit de leurs années d'expérience personnelle et professionnelle de thérapie avec des hommes, elles n'avaient jamais fait le point de leurs sentiments de femmes. Aux réunions, de nombreuses questions furent posées, mais il y eut peu de réponses; les participantes ne réussirent à exprimer ni leurs opinions ni leurs sentiments intimes. Cela se comprend aisément, dans la mesure où en cette fin des années 70, elles restaient membres d'une catégorie professionnelle dominée par les hommes, et dont les règles tacites les maintenaient dans un carcan.

Si ces femmes ne pouvaient pas échanger leurs opinions en public, peut-être pouvaient-elles le faire en privé, en écrivant. C'est ainsi qu'Alice et Harold Ladas entreprirent de faire circuler un questionnaire anonyme. Ce questionnaire avait une double raison d'être : il permettrait éventuellement de révéler les différences entre les théories bioénergétiques (vers 1977), et les idées et pratiques communément répandues, ainsi que les expériences vécues par les femmes qui pratiquaient cette thérapie. En somme, l'entreprise était comparable à celle que Karen Horney avait voulu mettre en œuvre dans les années 20. Dans la mesure où tous les écrits et tous les colloques sur l'analyse bioénergétique avaient été le fait de représentants du sexe masculin, et qu'ils s'appuyaient à la fois sur l'observation clinique et la pure spéculation. Le moment semblait venu d'obtenir une confirmation objective et un écho de la part des intéressées, les femmes elles-mêmes.

Sous le couvert de l'anonymat, ce questionnaire offrait aux analystes de bioénergie la possibilité de mettre à jour un bon nombre de points importants concernant leurs expériences personnelles et professionnelles, et de débattre en toute liberté des points de théorie sur lesquels leurs opinions se rejoignaient (ou divergeaient). Sur 198 femmes interrogées, près de soixante-dix pour cent répondirent. Les différends théoriques les plus marqués se situaient au niveau de l'importance du clitoris : ce mot ne fut pas mentionné lors des réunions, peut-être parce qu'on leur avait enseigné que, pour être considérées comme des adultes, elles se devaient de cacher que leur clitoris présentait le moindre intérêt pour elles.

Comme il a déjà été dit, selon Freud, seules les personnes qui avaient expérimenté personnellement la méthode analytique et qui avaient analysé des patients, étaient en position de critiquer à bon escient ses théories. Les analystes de bioénergie furent donc les toutes premières à répondre au critère freudien et celles à qui l'on pouvait demander leur opinion. De plus, elles remplissaient un autre critère défini par Freud : leurs analyses devaient avoir réussi. Plus de quatre-vingts pour cent des femmes thérapeutes impliquées dans cette étude reconnurent que la thérapie les avait aidées à divers niveaux importants. Leur participation à un stage de préparation augmentait les chances de succès de leurs analyses, ainsi que leur évaluation subjective d'elles-mêmes. Quatre-vingt-un pour cent indiquèrent qu'elles avaient connu l'orgasme lors de leurs rapports sexuels. Néanmoins, quatre-vingt-sept pour cent n'étaient pas d'accord avec la formule « La stimulation directe ou indirecte du clitoris pendant les rapports sexuels n'est pas importante pour une femme mûre [12] ».

Une des conclusions maîtresses de cette étude mettrait donc en doute la théorie freudienne du transfert clitoro-vaginal. Il ressortait des réponses au questionnaire que les femmes n'avaient aucune envie de renoncer à leur clitoris pour le remplacer par le vagin, et qu'en revanche, elles préféraient cumuler le plaisir que leur procurait leur vagin à celui qu'engendrait la stimulation clitoridienne!

Une autre différence majeure apparaissait au vu des

12. Alice K. Ladas et Harold . S. Ladas, « Women and Bioenergetic Analysis ».

réponses concernant les orgasmes multiples. Selon Lowen, ceux-ci ne sont pas de véritables orgasmes, mais des réactions superficielles. Pourtant, la majorité des femmes interrogées répondirent que leurs « orgasmes multiples » étaient bien de nature orgasmique, et ce, en dépit de la doctrine officielle.

Comment explique-t-on ces contradictions apparentes ? Voici un groupe de femmes thérapeutes, dont la plupart connaissent ce qu'il est convenu d'appeler l'orgasme « vaginal » – dans le sens où son foyer est le vagin – et pourtant, ces mêmes femmes assurent que le clitoris aussi est important, que la stimulation clitoridienne leur donne du plaisir, que l'orgasme clitoridien procure une bonne relaxation, et qu'il faut que leurs partenaires les aident en cela quand elles en ont envie.

Les femmes thérapeutes qui s'étaient prêtées à cette étude soutenaient donc à la fois l'opinion des freudiens et des néo-freudiens concernant l'existence d'un orgasme vaginal, et celle des sexologues quant aux avantages de la stimulation clitoridienne. En revanche, la théorie de Masters et Johnson selon laquelle le clitoris jouait un rôle dans *tous* les orgasmes, n'était pas confirmée par l'expérience subjective de la plupart de celles qui répondirent au questionnaire. Une fois de plus, on constate que si les arguments sous forme de « tout ou rien » suffisent généralement à obtenir des réponses simples, en revanche, ils ne permettent pas d'évaluer objectivement la réalité.

Trois ans plus tard, en 1980, les résultats de l'étude Ladas furent présentés par Alice Ladas au congrès national américain de la *Society for the Scientific Study of Sex* (SSSS). Bien que sa communication fût intitulée « De Freud à Hite, tous avaient en partie raison », elle démontra qu'ils se trompaient aussi.

C'est à l'occasion de ce même congrès qu'elle prit connaissance des travaux de John Perry et Beverly Whipple. Grâce aux grandes lignes communes qui s'en dégageaient, de nouvelles perspectives allaient s'ouvrir.

Prenant la parole à tour de rôle, durant à peine cinq minutes à chaque fois, Perry et Whipple dirent :

• Il existe à l'intérieur du vagin un point particulièrement sensible à toute stimulation forte. Ce point se situe dans la paroi antérieure du vagin, à environ cinq centimètres et demi de l'ouverture; cette zone a été baptisée le « point de Gräfenberg », du nom du Dr Ernst Gräfenberg, qui est le premier à l'avoir décrite.

• Ledit point a pu être localisé chez toutes les femmes examinées.

• Une stimulation appropriée fait gonfler le point de Gräfenberg et entraîne l'orgasme chez la plupart des femmes.

• L'orgasme est accompagné de l'éjaculation d'un liquide par l'urètre : la composition chimique de ce liquide est identique à celle du liquide spermatique de l'homme, hormis qu'il ne contient pas de spermatozoïdes.

• Il est fréquent que la stimulation du point G de la femme déclenche chez elle toute une série d'orgasmes.

• Chez la plupart des femmes, il s'avère difficile de stimuler correctement le point G quand elles se tiennent sous leurs partenaires (position dite « du missionnaire »). Les autres positions sont préférables.

• Chez un certain nombre de femmes, la présence d'un diaphragme contraceptif gêne la stimulation du point G.

• Leur propre éjaculation met souvent les femmes mal à l'aise car elles croient qu'elles urinent. Pensant la même chose, leurs partenaires ont tendance à le leur reprocher : c'est une des raisons pour lesquelles ces femmes ont appris à réprimer l'orgasme.

• Le pouvoir de contraction du muscle pubo-coccygien influe directement sur la capacité de la femme à atteindre l'orgasme lors du coït.

• Une femme peut apprendre à contracter ses muscles pubo-coccygiens ou à les relâcher.

• En apprenant à contracter leurs muscles pubo-coccygiens, les hommes peuvent eux aussi connaître plusieurs orgasmes d'affilée, en séparant celui de l'éjaculation.

• Tant chez l'homme que chez la femme, il existe plusieurs types d'orgasmes. Chez la femme, ce sont : l'orgasme vulvaire, déclenché par le clitoris, l'orgasme utérin, produit par le coït, et une combinaison des deux. Chez l'homme, l'orgasme peut être déclenché soit par le pénis, soit par la prostate.

Lors de la conférence qui nous intéresse, l'auditoire était composé d'un bon nombre de grands précurseurs dans le domaine de la sexualité humaine, dont entre autres, le docteur Wardell.

Pomeroy, collaborateur de Kinsey – et Mary Calderone, docteur en médecine et directrice du SIECUS (« Sex Information and Education Council » américain).

Ce n'était pas la première fois que Perry et Whipple présentaient leur rapport, mais le moment était d'une portée historique pour la recherche sur la sexualité et représentait un contraste plutôt agréable avec l'atmosphère de tension et de discorde qui avait dominé les réunions précédentes de la société. En 1957, sous l'égide du SSSS, un colloque fut organisé avec Albert Ellis, père de la thérapie émotivo-rationnelle, et Alexander Lowen; Ellis parla de « mythe de l'orgasme vaginal », tandis que de son côté, Lowen affirmait que l'orgasme clitoridien représentait une forme d'impuissance orgasmique chez la femme.

A la conférence de 1980, cette polarisation de vues était totalement oubliée. Comme avaient été oubliées les craintes qui, en 1958, avaient accompagné la projection d'un film illustrant les premières expériences de Masters et Johnson. Parmi les premiers films traitant de ce sujet, celui-ci était le plus impressionnant et démontrait irréfutablement que le clitoris jouait un rôle dans tous les orgasmes et que ces derniers avaient invariablement les mêmes répercussions physiologiques. Tout au long de la projection, il fallut contrôler les entrées pour empêcher les voyeurs de venir satisfaire leurs appétits pornographiques. Cette fois pourtant, il n'y avait plus la moindre inquiétude sur le film que Perry et Whipple projetaient pour étayer leurs thèses.

Ayant pris connaissance du rapport Perry et Whipple, le docteur Martin Weisberg, gynécologue à l'hôpital universitaire Thomas-Jefferson de Philadelphie, lâcha : « Foutaises... Je passe la moitié de mon temps à examiner, à ouvrir, à recoller, à enlever et à arranger des organes génitaux féminins. Il n'y a pas de prostate femelle et une femme n'éjacule pas. »

Mais quelques heures plus tard, après avoir vu le film et observé un des sujets étudiés, il révisait radicalement sa position :

> La vulve et le vagin étaient normaux, sans accumulation anormale de poches ou de taches. L'urètre était normal. Tout était normal. Ensuite, son partenaire l'a stimulée en introduisant deux doigts dans le vagin et en exerçant un mouvement de va-et-vient dans l'urètre. A notre stupeur, la zone se mit à gonfler, pour finalement devenir une bulle ovale dure, d'un cm sur deux, et faisant saillie par rapport au vagin. Un instant, le sujet se pencha comme pour déféquer, et quelques secondes plus tard, plusieurs cm^3 d'un liquide laiteux jaillirent de l'urètre. De toute évidence, il ne s'agissait pas d'urine. En fait, si les résultats d'analyse sont exacts, la composition est très proche de celle du liquide prostatique...
>
> J'étais vraiment éberlué. J'ai consulté plusieurs anatomistes : elles m'ont pris pour un fou. Certaines m'ont dit qu'en effet, il leur arrivait d'éjaculer. D'autres connaissaient l'existence de la zone érotique à la périphérie de l'urètre. Et toutes celles qui sont rentrées chez elles pour en faire l'expérience ont trouvé le point de Gräfenberg.
>
> Bien que je ne me l'explique pas, je peux attester que le point de Gräfenberg existe et qu'une femme est capable d'éjaculer.
>
> J'ai le sentiment que dans plusieurs années, les professeurs des écoles de médecine se moqueront du fait qu'il ait fallu attendre jusqu'en 1980 pour voir la communauté médicale admettre enfin qu'une femme peut effectivement éjaculer [13].

---

13. Martin S. Weisberg, « A Note on Female Ejaculation », in *The journal of sex research*, 1981.

Pourtant, en 1982, la majeure partie de ladite communauté médicale n'accepte pas encore les faits et il faudra peut-être des années avant qu'une majorité de médecins généralistes et même, de gynécologues et d'obstétriciens s'y résolvent.

Afin de faire le point sur ce que ses confrères et consœurs savaient de la question, en 1981, Alice Ladas prépara un deuxième questionnaire, qui fut adressé aux analystes bioénergéticiennes, et qui circula dans divers colloques professionnels d'hommes et de femmes. Mais il s'avéra bientôt que ses collègues votaient par préférence, comme pour un candidat à une élection, plutôt que pour la reconnaissance d'un fait scientifique. Ainsi, lors d'une réunion de conseillers conjugaux, la répartition des voix était la suivante : quatre voix pour et quatre contre l'éjaculation chez la femme, et trois sans opinion. Concernant la présence d'une zone particulièrement sensible à l'intérieur du vagin, cinq personnes répondirent qu'elle existait effectivement, quatre objectèrent que le vagin lui-même n'était pas sensible, et deux ne savaient pas. Sur les cinq pour qui existait un point sensible, deux le voyaient à l'entrée du vagin, une au niveau du col de l'utérus, une à l'arrière du vagin, et la dernière sur la paroi antérieure. Ces avis si variés sont ceux d'hommes et de femmes ayant régulièrement affaire à des couples et des célibataires et qui considèrent les conseils sexuels comme partie intégrante de leur travail. Lors d'une réunion de conseillers conjugaux et familiaux – composée essentiellement de femmes – le vote était tout aussi divisé.

Nombre de nos amis et patients ont été littéralement fascinés par la nouvelle information ; certains connaissaient déjà parfaitement ce phénomène. Ainsi, une femme de quarante-cinq ans, administratrice d'un grand organisme médical à but non lucratif, nous a dit :

> *Je savais depuis longtemps qu'une femme pouvait éjaculer, par ma propre expérience. J'en étais gênée, mais je savais que c'était naturel et que le liquide n'était pas de l'urine. Comparé à l'autre type d'orgasme, celui avec une éjaculation dépasse tout ce que*

l'on peut imaginer. Cependant, bien que les sensations soient plus fortes qu'avec l'orgasme classique, on réagit beaucoup plus facilement à une nouvelle excitation.

Maintenant, voici ce que dit de son premier et unique amant une jeune femme de vingt et un ans :

Oui, il y a un point spécial à l'intérieur. Il se trouve devant et légèrement à droite du centre. Quand mon ami le touche avec son pénis, cela me procure beaucoup de plaisir; c'est plus facile quand je suis sur lui.

Un éditeur de littérature pornographique nous a parlé d'un de ses employés, un homosexuel, qui a écrit un livre sur l'éjaculation chez la femme. « Les gens de mon bureau disaient que c'était une blague et que seul un homosexuel avait pu écrire un tel livre. Nous ne l'avons pas publié. »

Mais voici ce que nous a dit la femme d'un pasteur presbytérien :

C'est un homme qui, en introduisant son doigt, m'a fait découvrir ce point spécial. Alors, j'ai cru que mon clitoris était mal placé, qu'il se trouvait... dans mon vagin. Le point me donnait beaucoup plus de plaisir que mon clitoris, mais ayant toujours entendu dire que le clitoris était le seul endroit sensible, j'étais perplexe.

Cette femme a commencé sa vie sexuelle « active » à seize ans :

J'étais alors toute jeune, et c'était effrayant. Je ne comprenais pas ce qui m'arrivait. C'était comme si j'avais fait pipi. Nous étions tous les deux mouillés; mais j'étais certaine de ne pas avoir fait pipi. Cela n'arrivait que pendant le coït, jamais lorsque je me masturbais. Mais bientôt, je me suis renseignée sur la contraception – Dieu merci! Avec un diaphragme, ça ne m'est plus jamais arrivé.

Quant à cette danseuse de trente-cinq ans :

J'avais des difficultés pour atteindre l'orgasme. J'ai

un nouvel ami, auquel je me sens très profondément attachée. Il préfère le coït anal, et pour le satisfaire, je m'y suis faite. Je pensais que ce n'était pas bien de faire ça, et au début, j'avais mal. Mais par la suite, les barrières ont cédé. Et je ne lui ai plus résisté. C'était comme si l'on m'appuyait sur la vessie. Je croyais bien avoir fait pipi. Puis j'ai commencé à gémir de plaisir et je me suis laissée aller. J'avais l'impression que tout s'effondrait à l'intérieur de moi. La première fois, c'était très fort. J'ai pris peur; j'ai couru me réfugier à la salle de bains pour pleurer. C'était comme s'il m'avait pris quelque chose qui n'appartenait qu'à moi... comme si, non seulement il avait pénétré mon corps, mais aussi mon âme. J'ai cru mourir; je me sentais perdue. C'était la première fois et je n'étais pas amoureuse; mais ce que je ressentais, c'était très fort. Par la suite, la tendresse et l'intensité ont grandi ensemble.

Cette ancienne prostituée travaille maintenant dans un institut de formation à but non lucratif :

Bien sûr, je sais que les femmes éjaculent. Allez demander à une lesbienne, si vous voulez savoir. Il y a l'orgasme clitoridien et l'orgasme vaginal : ce sont deux choses bien différentes. L'orgasme vaginal vient d'un point très doux dans le vagin.

Nombre d'hommes avec qui nous avons parlé ont fait l'expérience de ce point particulier à certaines femmes, mais ils n'étaient pas très sûrs de savoir de quoi il retournait.

Chaque femme a des réactions qui lui sont propres. Il est très difficile pour un homme de comprendre ce qui se passe exactement chez une femme. Elle peut réagir d'une foule de façons différentes, sans que l'homme soit pour autant capable d'en évaluer l'intensité.

Cependant, certaines femmes ont besoin d'être péné-

trées au-delà du col de l'utérus pour jouir. Ne croyez-vous pas que cette forte poussée qu'elles réclament tant soit justement destinée à stimuler ce point ?

Interrogé sur l'éjaculation, ce même monsieur répond :

Oui, j'en ai entendu parler. Un jour, j'avais une amie; pour la première fois de sa vie, elle a joui, et elle a éjaculé. Elle était très gênée, car elle croyait avoir fait pipi. Pour ma part, je ne savais vraiment pas quoi faire. Comme je la connaissais bien, par la suite nous avons continué de nous voir. Si nous n'avions pas été bons amis, l'embarras m'aurait peut-être fait fuir.

Quant à cet autre : « L'odeur n'était ni celle du sperme, ni celle de l'urine; certes, c'était une merveilleuse découverte. Ma femme et moi, nous nous tenons toujours informés.

Aussi, comment se peut-il que nous ayons pu ignorer cela aussi longtemps ? »

Comment se fait-il que médecins et psychologues aient négligé ces expériences, visiblement courantes, mais dont on parle si peu ? Pourquoi les anatomistes n'ont-ils pas détecté plus tôt le point de Gräfenberg ? Il est bien difficile de répondre à de telles questions. Si les médecins avaient coutume de demander, « Avez-vous mal ici, avez-vous mal là ? », en revanche, ils ont toujours rechigné à poser la question, « Aimez-vous quand j'appuie ici – est-ce meilleur quand j'appuie là ? » D'autre part, la dissection d'un cadavre peut très bien ne pas révéler l'existence du point de Gräfenberg, à moins que celui qui la pratique ne recherche expressément ce point.

Pourtant, les références historiques à l'éjaculation chez la femme ne manquent pas, à commencer par Aristote, qui remarqua que durant l'orgasme, celle-ci évacuait un liquide. Quant à Gräfenberg lui-même, voici ce qu'il écrivait en 1950, « ...remarqua que chez certaines femmes, au moment de l'orgasme, un liquide clair s'écoulait abondamment de l'urètre. Il supposa que ce liquide était sécrété par les glandes intra-urétrales ». Il fallut attendre jusqu'en 1978 pour voir les docteurs J. Lowndes Sevely et J. W. Bennett affirmer qu'en effet, certaines femmes sont capables d'éjaculer et que la source du liquide est « la prostate féminine; un ensemble de glandes et de vaisseaux tapissant l'urètre de la femme et originaires des mêmes tissus embryologiques que la prostate de l'homme [14] ».

Contrairement à leurs confrères, au lieu de négliger ces observations, Perry et Whipple entreprirent des recherches pour les vérifier. Les résultats de leurs travaux peuvent être d'un apport immense – *si nous savons les mettre à profit.* A ce propos, voici ce qu'écrivait le Dr Edwin Belzer dans le *Journal of Sex Research :*

> Si preuve est faite un jour de la réalité de l'éjaculation chez la femme, il y aura alors deux façons radicalement opposées de l'exploiter.
>
> Cela pourra d'une part libérer ceux qui, par respect de l'autorité, auront jusque-là refusé d'accepter la réalité de leur propre expérience. Mais, d'autre part, ce sera aussi un piège pour ceux qui croient que l'orgasme de la femme est « incomplet » s'il n'est pas accompagné d'une éjaculation. Dans cet esprit, les partenaires chercheront systématiquement à provoquer l'éjaculation chez les autres ou chez eux-mêmes, et lorsqu'ils ne l'obtiendront pas, ils y verront le symptôme d'une inadaptation sexuelle [15].

Les auditeurs présents au colloque du SSSS étaient fascinés par le rapport de Perry et Whipple. Les Ladas étaient tout particulièrement enthousiasmés, notamment par la révélation du point de Gräfenberg et des différents types d'orgasmes chez la femme. Ces découvertes pouvaient désormais expliquer les réactions des animatrices de bioénergie qui connaissaient l'orgasme par le coït, mais sentaient que

---

14. J. Lowndes Sevely et J. W. Bennett « Concerning Female Ejaculation and the Female Prostate ».
15. Edwin G. Belzer, Jr., « Orgasmic Expulsions of Women ».

leur clitoris jouait aussi un rôle très important. En outre, cela permettait de mieux comprendre leurs divergences d'opinion concernant l'orgasme multiple.

De leur côté, Perry et Whipple étaient tout aussi enthousiasmés par les travaux des Ladas. Peu de temps après la conférence, Beverly écrivait à Alice : « Nous sommes sur le même chemin, et il semble mener au même endroit, et notamment à l'idée que l'orgasme féminin est un continuum... » C'est ainsi que commença notre collaboration.

Les chapitres qui suivent décrivent de façon détaillée les quatre idées fondamentales que Perry et Whipple ont portées à l'attention des chercheurs sexologues. En réalité, il ne s'agit nullement de nouvelles théories, mais d'informations qui ont été publiées et sont passées inaperçues, comme bien des découvertes scientifiques capitales dans tous les domaines. Ces quatre découvertes, le point de Gräfenberg, l'éjaculation féminine, l'importance du tonus des muscles pelviens, et le continuum de réponse orgasmique, unissent les découvertes freudiennes et celles des autres chercheurs sexologues, en un tout logique et intelligible. Notre dilemme est maintenant résolu. Nous disposons d'une nouvelle synthèse qui prouve l'existence d'orgasmes vaginaux et clitoridiens.

2

LE POINT DE GRÄFENBERG

Des quatre découvertes mentionnées au chapitre premier, le point de Gräfenberg est la plus déterminante. Bien que moins spectaculaire que l'éjaculation chez la femme et moins important – du point de vue médical – que le tonus musculaire, le point G met un point final aux tergiversations de ces dernières décennies, car il démontre que le foyer génital de la stimulation érotique chez la femme n'est pas unique, comme Masters et Johnson (et d'autres) nous l'avaient laissé supposer. En réalité, il existe au moins deux foyers – le clitoris et le point G – comme chez un homme (avec le pénis et la prostate). Son clitoris étant un organe externe, à l'entrée du vagin, il est facile à une femme de le découvrir et de l'auto-stimuler. En revanche, le point G étant interne à la paroi antérieure du vagin, il est plus difficile à la femme de le découvrir par elle-même. Pour cela, l'aide d'un partenaire est précieuse, pour ne pas dire essentielle. Il en va de même pour l'homme. Son pénis est bien en évidence et il peut le manipuler à souhait pour se donner du plaisir; quant à sa prostate, qui se trouve à la partie antérieure du rectum, il pourra difficilement la palper sans l'aide d'une partenaire.

L'exemple de ce couple proche de la cinquantaine, qui

est venu consulter un conseiller conjugal est très représentatif :

Les Hyot sont mariés depuis près de vingt ans; ils ont deux garçons en pleine adolescence et une fille de huit ans. Amis d'enfance, depuis leur mariage, ni l'un ni l'autre n'a eu d'amant. S'ils ont pris rendez-vous avec le conseiller conjugal, ce n'est pas pour qu'il les aide à résoudre un gros problème particulier, mais parce qu'ils sentent que quelque chose leur manque. Sur le plan sexuel, le couple a trouvé l'harmonie, mais leurs rapports ne les satisfont pas aussi pleinement qu'ils l'ont espéré. Dès le premier entretien, il apparaît clairement qu'il n'existe pas de sérieux problème minant la relation, et que d'un autre côté, les Hyot ont limité eux-mêmes les marges de leur comportement sexuel. A la deuxième séance, le conseiller les encourage à multiplier les contacts buccaux au lit et à libérer leurs corps en respirant plus profondément. Il leur indique aussi l'emplacement du point G, en leur expliquant parallèlement la source de plaisir que constituera la stimulation de la prostate de M. Hyot.

Maintenant, voici ce qu'il dit à l'occasion du troisième entretien :

Le soir, quand je suis rentré à la maison après mon travail, j'ai de suite compris que Ginny avait une idée derrière la tête. La table était dressée pour deux, avec des bougies. Rebecca ne dormirait pas à la maison, ni les garçons, qui étaient partis faire du camping. J'entraîne donc Ginny à la chambre, je la déshabille, et commence à la masser partout, en évitant soigneusement les environs du clitoris qui depuis des années et des années, m'a toujours le plus attiré. En revanche, j'introduis doucement mes doigts dans son vagin... une chose que je n'ai pas faite depuis le temps où nous nous pelotions sur la banquette arrière de la voiture. Je la retourne sur le ventre, ses pieds dépassant du lit.

Je trouve tout de suite le petit point ovale qui nous a été décrit, et je me mets à le malaxer fermement avec les doigts. Ginny répond par un petit gémissement et me souffle de continuer : « Ne t'arrête pas. » Très vite, elle se met à haleter de plaisir et, dans un mouvement de va-et-vient, son vagin aspire et repousse mes doigts, au point de presque les faire ressortir. C'était merveilleusement excitant.

Laissons maintenant parler Ginny :

C'était irrésistible. Pendant un moment, je suis restée allongée, épuisée, à étreindre Jim en l'embrassant, et à lui dire : « Merci. » Mais j'ai très vite retrouvé mes forces et je me suis mise à jouer avec son pénis en érection. Au lieu de répéter le scénario qui était presque une routine, au lieu de me contenter de l'embrasser et d'introduire son pénis dans mon vagin, j'ai voulu essayer un nouvel endroit avec ma langue en l'embrassant entre les testicules et l'anus. A entendre Jim haleter, j'ai su que j'avais trouvé une nouvelle façon de lui faire du bien. Encouragée, j'ai introduit doucement un doigt dans son anus, en utilisant mon propre jus pour lubrifier. Les gémissements de plaisir de Jim me faisaient savoir que je pouvais continuer plus loin. Alors, je me suis mise à caresser sa prostate tout en l'embrassant; je comptais changer de position et m'asseoir sur lui avant qu'il éjacule, mais je n'en ai pas eu le temps.

Nous voyons donc que tous deux ont tiré du plaisir de la stimulation de nouvelles zones érogènes. Par la suite, les Hyot ne sont revenus qu'à un entretien. Être informés et un peu aidés par un professionnel : voilà tout ce dont ils avaient besoin pour trouver le plaisir et la variété qui leur manquaient. Où le point G se trouve-t-il exactement ? Comme le montre la figure nº 1, le point de Gräfenberg (organe génital interne de la femme) se tient juste derrière l'os pubien, dans la paroi antérieure du vagin. En règle

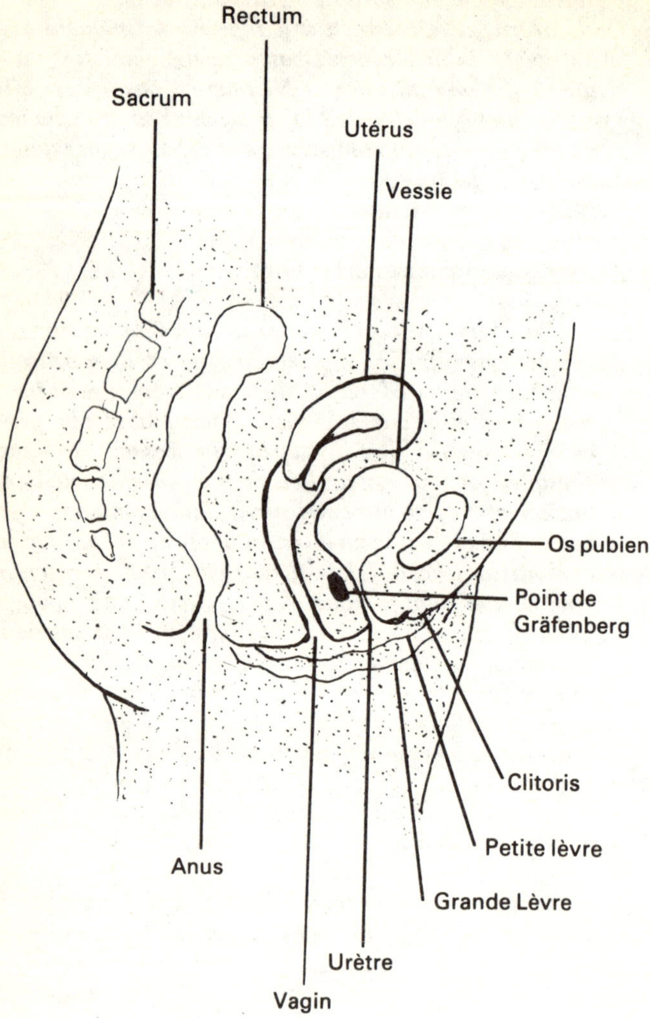

Figure 1

Le Point de Gräfenberg
(Organes génitaux internes de la femme)

générale, il est environ à mi-chemin entre l'arrière de l'os pubien et l'avant du col de l'utérus, dans l'urètre (le canal par lequel vous urinez) et près du col de la vessie, à l'endroit où il communique avec l'urètre. La taille et l'emplacement exact sont variables : si l'on imagine une petite montre placée dans le vagin avec le point midi orienté vers le nombril, chez la plupart des femmes, le point G se trouve entre 11 heures et 1 heure. Contrairement au clitoris, qui fait saillie par rapport aux tissus avoisinants, il se tient très en profondeur et à l'intérieur de la paroi vaginale; généralement, il faut appuyer fort pour pouvoir toucher le point G quand il est à froid. Dès 1944, le gynécologue allemand Ernst Gräfenberg collaborait avec son éminent confrère américain R. L. Dickinson, qui est considéré par beaucoup comme ayant été le premier sexologue américain. Ils décrivirent une « zone érogène » se trouvant « le long de la surface sub-urétrale de la paroi vaginale antérieure [1] ».

L'existence de cette zone sensible au niveau de la paroi antérieure du vagin fut communiquée pour la première fois au monde médical en 1950 par un article de Gräfenberg, dont voici un extrait :

> ...il s'est avéré qu'une zone érogène existait chez chaque patiente, dans la paroi antérieure du vagin, le long de l'urètre... cette zone semble être entourée de tissus érectiles comparables au corps caverneux (du pénis)... La stimulation provoquant un élargissement de l'urètre, il devient alors facile de toucher la zone érogène. En fin d'orgasme, celle-ci est fortement gonflée. La partie la plus sensible se trouve à l'arrière de l'urètre [2], où elle dépasse du col de la vessie [3].

1. Ernst Gräfenberg et Robert L. Dickinson, « Conception Control by Plastic Cervix Cap » (1953).
2. Ernst Gräfenberg « The Role of Urethra in Female Orgasm » (1953).
3. Les observations de Gräfenberg ont, dans un passé plus récent, été confirmées par Hoch : « D'une façon régulière et répétée, la paroi vagi-

Gräfenberg souligna l'importance de ladite zone érogène en disant que « dès que le doigt ou le pénis ne touche plus la partie vaginale de l'urètre, la partenaire y est sensible et corrige sa position [4] ».

L'importance des observations de Gräfenberg peut nous échapper si l'on ne tient pas compte du fait que dans les années 40, un grand débat divisait le milieu scientifique, concernant le foyer de l'excitation sexuelle chez la femme. Les idées radicales de Freud étaient désormais largement répandues et les professionnels commençaient à prendre parti dans le débat opposant l'orgasme clitoridien à l'orgasme vaginal. Les chercheurs escomptaient pouvoir résoudre le problème en localisant avec précision les zones érogènes. Le clitoris étant directement accessible, il n'était guère difficile de définir son rôle sexuel exact. Ainsi, Kinsey constata que l'attribut était sensible au toucher chez quatre-vingt-dix-huit pour cent des sujets étudiés. En revanche, les sensations physiologiques au niveau du vagin étaient beaucoup plus difficiles à connaître et ce, pour bien des raisons. Si chez quatre-vingt-dix pour cent des sujets le vagin se révéla sensible aux fortes pressions, dans seulement douze pour cent des cas, le contact léger au niveau du vagin provoquait une réaction.

> ...chez la plupart des femmes, les parois vaginales sont dépourvues de terminaisons sensibles et si la pression du contact est faible, elles ne réagissent pas... lorsqu'il existe une zone sensible provoquant une réaction, cette zone se limite à une région bien déterminée; en règle générale, sur la paroi supérieure (antérieure) du vagin, juste dans l'ouverture [5].

---

nale antérieure s'est révélée être extrêmement sensible et excitable, ce avec une intensité légèrement moindre mais très comparable, et une qualité quelque peu différente du clitoris... et chez certaines femmes, la stimulation de la paroi vaginale antérieure s'est même avérée plus efficace que la stimulation clitoridienne directe. » (Zwi Hoch, « The Sensory Arm of the Female Orgasmic Reflex ».)

4. Ernst Gräfenberg, « The Role of Urethra » (1953).

5. A. C. Kinsey, W. B. Pomeroy, C. E. Martin et P. H. Gebhard, *Le comportement sexuel de la femme.*

Malgré cela, Kinsey continua de considérer qu'il n'existait qu'un seul foyer d'excitation sexuelle; puisqu'à ses yeux, le clitoris était l'homologue du pénis de l'homme, il décida que le centre de la sensibilité sexuelle de la femme était ce clitoris. Gräfenberg ne chercha pas à démentir les assertions de Kinsey en la matière, mais il insista sur le fait que le vagin lui aussi jouait un rôle important. Pour la clarté de sa description de la relation entre la présence d'une zone sensible à l'intérieur du vagin et le plaisir engendré, Perry et Whipple décidèrent de baptiser cette zone « point de Gräfenberg ».

La recherche en matière de sexualité féminine est un champ d'investigation relativement nouveau, en grande partie du fait du préjugé culturel selon lequel les femmes sont les récepteurs passifs de l'activité sexuelle masculine; en tant que telles, elles sont censées n'avoir (et ne doivent avoir) ni l'envie ni la capacité de réagir comme des êtres sexuels. Bien des générations qui nous ont précédés ont cru (et c'est une idée encore largement répandue) que les rapports sexuels n'étaient voués qu'à la procréation et que le rôle de la femme était de concevoir, et de mettre au monde des enfants : sa sexualité ne devait pas être synonyme de plaisir.

Voici ce que dit une femme de trente-cinq ans, mariée depuis quatorze ans, de l'étude de la sensibilité sexuelle de la femme :

> *Il est incroyable que l'on ne commence que maintenant à étudier ce sujet. On peut se demander si la discrimination vis-à-vis des femmes n'y est pas pour quelque chose, sur le plan historique. Il est probable que beaucoup plus de recherches auraient été faites dans ce domaine si la plupart des chercheurs n'étaient des hommes. N'est-il pas lamentable de voir qu'en 1982, nous les femmes, commençons à peine à parler de cela ?*

Gräfenberg avait parfaitement perçu le fait que le statut défavorisé des femmes réduisait l'intérêt porté à leurs problèmes sexuels par un corps médical dominé par les hommes ; aussi, en 1953, il déclarait : « La méconnaissance des secrets de la femme était si profonde que même la signification de l'orgasme et la localisation des zones érogènes étaient mal connues [6]. »

Toujours selon Gräfenberg :

> Le fait que la zone érogène se trouve dans la paroi vaginale antérieure indique que l'animal humain est construit de la même façon que tous les quadrupèdes. Dans ce qui est vraisemblablement la position de coït la plus répandue chez les occidentaux – lorsque la femme est couchée sur le dos – le pénis n'atteint pas la partie urétrale du vagin, à moins qu'en érection, il décrive un angle très ouvert, ou que les jambes de la partenaire soient ramenées par-dessus les épaules de l'homme. Je suis d'accord avec LeMon Clark quand il dit que l'homme est conçu comme un quadrupède et que donc, la position normale est la pénétration par l'arrière (le pénis est introduit dans le vagin alors que la femme tourne le dos à son partenaire [7]).

En 1972, Elaine Morgan décrivit la région du point G (qu'elle appelait autrement). Dans *La fin du surmâle,* elle écrivait :

> Pour déclencher l'orgasme, il suffit d'un frottement rapide et rythmé, bref, mais vigoureux... Ce frottement est exercé – généralement par l'arrière – sur la paroi interne du vagin... A ce détail près que chez beaucoup de primates et de quadrupèdes, la poussée ne provient pas seulement de derrière, mais aussi de haut en bas : de ce fait, elle s'exerce sur la paroi ventrale (antérieure) du vagin [8].

---

6. Ernst Gräfenberg, « The Role of Urethra » (1953).
7. *Ibid.,* p. 119.
8. Élaine Morgan, *La fin du surmâle.*

Il est bien connu que, chez la plupart des mammifères, la pénétration se fait par l'arrière.

Un autre point de la thèse de Morgan, pour qui, chez la gente féminine de notre espèce, le mécanisme s'est quelque peu atrophié au fil de l'évolution et de l'histoire culturelle, est sujet à controverse ; il se peut toutefois qu'il y ait un lien avec le fait que certaines femmes se plaignent d'avoir des difficultés à trouver le point G, tandis que d'autres voudraient connaître les positions idéales en fonction de la spécificité des attributs de leurs partenaires.

Bien qu'elle ait abordé le sujet à partir d'un champ d'activité radicalement différent, puisque par l'éthologie (l'étude de l'évolution et l'anthropologie), Morgan arriva à des conclusions remarquablement proches de celles de Gräfenberg (qui, dans un premier temps, avait été praticien). Selon elle, une pénétration vigoureuse par l'arrière constitue la position optimale pour satisfaire sa partenaire, et ce, chez tous les mammifères, y compris la femme.

Nombre de femmes et d'hommes, avec qui nous avons pu parler ou qui nous ont écrit, confirment les thèses de Gräfenberg et de Morgan. Cette chanteuse mexicaine, quadragénaire, nous dit :

> *Je n'ai jamais attaché une grande importance à mon clitoris. Je n'aime pas qu'on le touche et je n'y touche pas moi-même. A une période, je suivais des cours de sexualité féminine. J'enrageais parce que toutes les autres parlaient beaucoup de leur clitoris. Pour moi, il compte très peu. Mes meilleurs orgasmes me viennent quand un homme me pénètre par-derrière. Ainsi, je peux le guider comme il faut et lui faire toucher le point exact.*

De son côté, Angela, une architecte de cinquante-six ans dont l'éducation a été très stricte, au point qu'elle n'avait jamais embrassé un garçon avant d'entrer dans l'enseignement supérieur, nous dit : « Pour toucher le point, en position du missionnaire, il faut un pénis de belle taille. J'ai besoin qu'on me pénètre en profondeur. La meilleure position est la pénétration par l'arrière. »

Nous avons parlé de cela avec une amie. Elle a trente-cinq ans et est professeur et féministe convaincue ; elle était révoltée par nos propos car, selon elle, « la pénétration par l'arrière place la femme en position d'infériorité ». Cela dit, la distinction entre « inférieur » et « agréable » est tout à fait subjective. Le choix de telle ou telle option n'a rien de « supérieur » ou d'« inférieur ». Ce qui importe, c'est d'admettre que chaque femme a des besoins qui lui sont propres, qu'elle doit pouvoir disposer d'un éventail de possibilités, et qu'il faut qu'elle participe activement aux choix des positions et des activités sexuelles.

Un agent d'assurances sur la vie de cinquante-six ans nous a parlé en ces termes d'une femme avec qui il avait fait l'amour, quand il avait une trentaine d'années :

> *...avec elle, c'était vraiment formidable. Elle faisait l'amour d'une façon exceptionnelle. D'abord, elle me caressait partout, et quand mon pénis était dur et bien gonflé, elle se retournait et l'introduisait dans son vagin par l'arrière. Elle choisissait très exactement la position et se mettait à aller et venir vigoureusement, pour obtenir une forte poussée à l'endroit exact, comme elle le souhaitait.*

La position adoptée pour le coït n'est pas seule à influer sur la stimulation du point G ; la bonne condition physique et la coopération des partenaires jouent elles aussi un rôle très important. Voici ce que nous dit Gräfenberg du rôle de la partenaire : « L'angle que forme le pénis avec le corps est un facteur déterminant et dont il faut tenir compte. Il se pourrait bien qu'une réputation de « parfait amant » soit redevable de ce type de caractéristiques purement physiologiques [9]. »

April, quarante-deux ans, en est à son second mariage, et elle abonde dans ce sens :

> *C'est une expérience toute nouvelle pour moi. Avec*

9. Ernst Gräfenberg, « The Role of Urethra » (1953).

Dan, si nous nous couchons côte à côte, son pénis atteint facilement ce point dans mon vagin, qui me donne tant de plaisir, j'atteins à chaque fois l'orgasme. Je pense que c'est grâce à la position de son pénis quand il est en érection : il est collé à son bas-ventre. Avec mes autres partenaires, ce n'était jamais ainsi.

Au dire de certains couples, la position idéale pour stimuler la région du point G est lorsque la femme se trouve sur l'homme. Pour d'autres, dans cette position, un petit pénis est parfois plus efficace qu'un gros. Mais laissons parler une femme de médecin, âgée de trente ans :

Je suis toujours arrivée à l'orgasme, mais je ne me suis jamais sentie vraiment stimulée par la pénétration d'un pénis tout entier dans mon vagin. J'éprouve beaucoup plus de plaisir quand le pénis ne pénètre que de la moitié ou d'un tiers de sa longueur. Et maintenant, je sais pourquoi : à ce niveau, il touche mon « point magique ».

Cette autre femme est mariée depuis trente-trois ans :

Permettez-moi de vous dire que vous avez parfaitement raison, au sujet du point de Gräfenberg. J'ignorais qu'il s'appelait ainsi, mais il est certain qu'il existe. J'ai entendu tant de sexologues induire trop de pauvres femmes en erreur en leur laissant croire que seule la stimulation clitoridienne menait à l'orgasme – bien sûr, c'est bon, mais il n'y a pas de commune mesure avec le véritable orgasme qui, lui, se produit dans le vagin même. Si vous arrivez à avoir les deux en même temps, c'est vraiment sensationnel.

Néanmoins, certaines femmes estiment que le point G peut être stimulé plus facilement dans la position la plus communément répandue, dite « du missionnaire » (l'homme au-dessus de la femme). Voici ce que nous écrit cette femme, mariée depuis vingt-deux ans :

Ce point est excité plus facilement quand on me pénètre par l'arrière ou quand je suis au-dessus. C'est plus facile en position du missionnaire quand le pénis me pénètre profondément et qu'il est bien gonflé, juste avant l'éjaculation.

Quant à ce musulman iranien, il nous a dit que dans son pays, on apprenait aux hommes à faire jouir leurs partenaires en stimulant un endroit précis. Comme nous lui demandions s'il voulait parler du clitoris, il nous a répondu : « Non. C'est dans la femme et elle prend plus de plaisir quand c'est elle qui est dessus. » Et sa femme d'abonder dans son sens en disant que lorsqu'il se plaçait sur elle, ce n'était pas aussi bon.

La connaissance de la sexualité et des techniques amoureuses est plus un fait culturel qu'instinctif. Les cultures moins répressives que la nôtre en matière de sexualité font l'apologie de l'orgasme chez la femme et enseignent à leurs membres comment le provoquer. Au sein de ces cultures, l'orgasme féminin est une fin en soi. Durant la Première Guerre mondiale, l'anthropologue Bronislaw Malinowski a vécu parmi les habitants des îles Trobriand. Cette peuplade pratiquait des jeux de figures (que l'on forme entre ses doigts avec de la ficelle) qui, de toute évidence, avaient une connotation sexuelle. Une de ces figures se composait de deux boucles représentant des zones érogènes. (Pour faire tournoyer rapidement les boucles, il suffisait d'introduire un doigt dans la première et de tourner, puis dans la deuxième, et ainsi de suite.) Malinowski vit dans cette figure la symbolisation de deux clitoris et écrivit : « Il est clair que cette représentation souffre d'une petite inexactitude anatomique car, dans la réalité, il n'existe qu'un organe, dans lequel le clitoris se trouve au sommet et non au fond de la vulve [10]. » Il ne pouvait concevoir que chez la femme, il existe deux foyers de l'érotisme.

Quant à nous, avec l'avantage du recul, nous pouvons

---

10. Bronislaw Malinowski, *The Sexual Life of Savages.*

pratiquement affirmer que les formes de la ficelle symbolisaient, non pas deux clitoris, mais un clitoris et le point G.

Voici ce que nous écrit cette femme de Panama : « Nous connaissons bien le « point de Gräfenberg ». Nous l'appelons « La belle folle ». A quinze ans, je savais déjà qu'il existait. J'en ai maintenant soixante-cinq. Nous sommes une nation de gens qui aiment le sexe. »

Dans l'état actuel de nos connaissances, nous pouvons dire que le point G se compose vraisemblablement d'un réseau complexe de vaisseaux sanguins, de glandes et de conduits para-urétraux, de terminaisons nerveuses, et des tissus entourant le col de la vessie. Chez les femmes que nous avons examinées (ou dont les rapports d'examens nous ont été transmis), cette zone sensible gonflait sous l'effet de la stimulation et les tissus mous durcissaient pour décrire des contours bien nets. Lorsque la stimulation intervient dans des conditions favorables, le gonflement est très rapide. On ignore encore la structure cellulaire du point G; dans plusieurs écoles de médecine, des chercheurs analysent actuellement la nature exacte des tissus qui le composent. Le fait que le point G puisse ou non être considéré comme l'équivalent de la prostate de l'homme fait encore l'objet d'un grand débat. En fait, cette controverse remonte au IIe siècle apr. J.-C., quand Galien, un médecin romain d'origine grecque, répondit à la question par l'affirmative. Cependant, en avril 1981, en commentant les travaux de Perry et Whipple, W. Masters insista sur l'inadéquation du mot *prostate* [11].

Pour notre part, nous pensons que la région du point G est un vestige de l'équivalent de la prostate chez l'homme; bien que nombre de médecins affirment que cette zone n'a aucune fonction urologique ni gynécologique. La grande différence entre ces deux attributs réside dans le fait que la glande prostatique de l'homme a un contour, une taille, une forme et une localisation nettement mieux définis que

11. William Masters, communication au 14e congrès national de l'American Association of Sex Educators, Conselors and Therapists, San Francisco, le 4 avril 1981.

ne l'est le point G. Néanmoins, il se pourrait bien que la femme et l'homme aient une anatomie beaucoup plus proche qu'on ne l'imaginait jusqu'à maintenant.

En octobre 1980, un surprenant article du *New York Times* relatait l'histoire d'un homme qui, pendant huit mois, était parvenu à nourrir sa fille au sein. Pour cela, il prenait des œstrogènes et pratiquait exactement comme toutes les femmes du monde qui veulent allaiter bien qu'elles n'aient pas eu d'enfant récemment. Pour obtenir le résultat souhaité, il faut que l'enfant tète fort, afin que la stimulation des mamelons déclenche le processus de lactation. Tandis qu'il continue de sucer le mamelon, on allaite le bébé au biberon, jusqu'à ce que le lait s'écoule continûment du mamelon paternel. On ignore encore la proportion d'hommes qui sont capables d'allaiter. Comme chez les femmes qui n'ont pas eu d'enfant récemment mais qui veulent allaiter, la motivation et la ténacité sont deux facteurs capitaux. Quoi qu'il en soit, même si peu d'hommes sont effectivement à même d'allaiter, cela ne fait que rendre plus vraisemblable une similarité du fonctionnement du point G et de la prostate masculine.

Pour savoir si le point G existe chez toutes les femmes, Perry et Whipple ont demandé à des médecins et des infirmières d'examiner plus de 400 volontaires. Et on a trouvé un point G chez chacune d'elles. Bien que l'on ne puisse pas généraliser en affirmant que toutes les femmes possèdent un point G, les médecins qui en rapportent l'existence chez leurs patientes sont sans cesse plus nombreux.

Puisque chaque fois que l'on cherche ce point G, on le trouve, comment se fait-il qu'il soit si longtemps resté inaperçu ? Aux yeux de la plupart des gens, l'anatomie du corps humain est censée ne plus avoir de secrets pour les médecins. Or, à la faculté, on enseigne aux étudiants en médecine à éviter d'exciter leurs futurs patients. Quand il procède à un examen routinier, le gynécologue palpe la région du point G, mais ne la stimule pas. Sachant cela, on comprend pourquoi le point G est resté ignoré. A l'état de repos, il est relativement petit et difficile à localiser, d'autant plus qu'il n'est pas visible. Lors d'un examen médical, le pénis d'un homme ne gonfle pas : il en est de même du point G. Donc, s'ils s'en tenaient uniquement à ce qu'ils voient dans leurs cabinets, les médecins devraient en conclure qu'en moyenne, le pénis d'un homme est flasque et mesure environ cinq centimètres et demi de long!

Dans un document intitulé « A New View of a Woman's Body » (mot à mot, « Une nouvelle vision du corps de la femme »), et établi par la Fédération américaine des centres médico-sociaux des femmes, ce que nous avons baptisé le point G est appelé « l'éponge urétrale ». N'ayant trouvé mention de cette zone dans aucun traité de médecine, les auteurs ont choisi de la baptiser eux-mêmes [12]. Selon eux, il s'agit d'une région qui entoure et protège l'urètre en se chargeant de sang dès qu'il y a excitation sexuelle : au moment de la pénétration, elle fait office de tampon entre le pénis et l'urètre.

Comment découvrir par vous-mêmes votre point G ?

Vous n'avez pratiquement aucune chance de le sentir si vous êtes couchée sur le dos, car la gravité fait descendre les organes internes et les éloigne de l'entrée du vagin : il faudrait que votre vagin soit très peu profond ou vos doigts très longs. La position assise ou accroupie est donc préférable. Dans la mesure où la première sensation déclenchée par la stimulation du point G ressemble de près à une envie pressante d'uriner, le mieux serait peut-être de vous installer sur le siège des cabinets. En urinant avant d'entreprendre votre exploration, vous ne risquerez pas de penser que la stimulation du point G vous donne envie de le faire. Maintenant, tâtez la partie supérieure de la paroi vaginale antérieure en poussant vigoureusement vers le haut. Dans un même temps, si cela peut vous aider, de l'extérieur et avec l'autre main, vous pouvez appuyer vers le bas de l'abdomen, juste au-dessus de l'os pubien. La stimulation fait gonfler le point G et bientôt entre vos doigts placés à l'intérieur et à l'extérieur, vous sentirez comme une petite boule. Simultanément, vous éprouverez une sensation inté-

12. Federation of Feminists Women's Health Centers (« A New View of a Woman's Body »).

rieure marquée; elle disparaîtra dès que vous relâcherez la pression des doigts.

Les médecins qui veulent localiser le point G lorsque leur patiente est allongée sur le dos peuvent avoir profitablement recours à cette technique. Ainsi, la réaction de la patiente aidera le praticien à situer plus facilement le point recherché. Zwi Hoch, un médecin israélien, a appris à ses patientes à appliquer cette méthode pour localiser leur point G [13].

Au toucher, le point G rappelle un petit haricot et, sous l'effet de la stimulation, il peut atteindre la taille d'une pièce de cinq francs. Chez certaines femmes, il peut être plus gros, de la même façon que certaines ont une poitrine plus généreuse et que certains hommes ont un pénis plus fort que d'autres. Il faut savoir que la taille de ces attributs n'influe en aucune façon sur leur réponse.

Les femmes réagissent diversement à la stimulation du point G, tout comme certaines sont plus sensibles que d'autres à la stimulation des mamelons. Chez la plupart des femmes examinées, celles qui ont passé la ménopause ont un point G plus petit; toutefois, les réactions à la stimulation ne diffèrent pas de celles des femmes plus jeunes.

En continuant à caresser vigoureusement cette région, vous commencerez à éprouver un plaisir – d'abord discret, mais qui ira en grandissant – et des élancements ou des contractions pourront se faire sentir au niveau de l'utérus. Essayez de stimuler votre point G comme vous le feriez avec le clitoris, si vous avez appris à vous masturber de cette façon. Vous éprouverez probablement le besoin d'appuyer plus fort sur le point G; les sensations seront plus en profondeur que lors de la masturbation clitoridienne.

Une fois passée l'impression que votre vessie est pleine, vous pourrez choisir de vous installer plus confortablement, au lit par exemple. Si vous craignez encore d'uriner, munissez-vous d'une serviette de toilette. Agenouillez-vous ou asseyez-vous, les jambes écartées, en continuant de vous caresser. Si l'orgasme se produit, demandez-vous si et en

13. Zwi Hoch, « The Sensory Arm ».

quoi il diffère de celui que vous obtenez par une stimulation clitoridienne. Chez certaines femmes, la stimulation du point G provoque l'éjaculation et l'émission d'un liquide clair. Si vous êtes de celles-ci, juste avant l'éjaculation, vous pourrez avoir l'impression d'avoir envie d'uriner. Sachez toutefois que l'éjaculation produit un liquide nettement plus clair, plus blanc, et moins odorant que l'urine; l'éjaculation chez la femme sera étudiée en détail au chapitre 3.

Si vous avez un partenaire avec qui vous vous sentez en confiance, vous pouvez découvrir avec lui votre point G. Dans ce cas, allongez-vous à plat ventre, les jambes écartées, en cambrant légèrement les hanches. Que votre partenaire introduise deux doigts (avec la paume orientée vers le bas); ensuite, qu'il explore la paroi antérieure de votre vagin (le côté vers le ventre, contre le lit), en appuyant fermement. Redressez le bassin, afin de faciliter le contact avec le point G. Guidez votre partenaire en lui disant ce que vous ressentez au fur et à mesure de son exploration. La position couchée à plat ventre facilite largement la stimulation par le pénis. En revanche, si vous choisissez de vous coucher sur le dos, toujours en introduisant un ou deux doigts dans votre vagin (mais cette fois avec la paume en l'air), votre partenaire trouvera le point G en appuyant sur la paroi supérieure du vagin, dans la région située environ à mi-chemin entre l'os pubien et l'extrémité du vagin (au niveau du col de l'utérus). Il pourra stimuler plus efficacement la région en appuyant de sa main libre sur votre abdomen, juste au-dessus du pubis. Une autre position favorable consiste, pour l'homme, à s'allonger sur le dos et, pour sa partenaire, à s'asseoir sur le pénis en érection. La femme peut ainsi se placer exactement comme elle le souhaite, afin que le pénis touche le point G, et la probabilité d'orgasmes multiples s'en trouve accrue. Si, la première fois, vous ne ressentez presque rien (ou rien du tout), ne vous en étonnez pas. Une certaine habitude est nécessaire et il faut parfois plusieurs séances pour acquérir la technique. Si l'expérience ne vous procure aucun plaisir ou si des irritations se font sentir, n'insistez pas. Vous essayerez une autre fois. En revanche, si c'est une sensation agréable, continuez.

Comme nous l'avons dit précédemment, le fait que le point G soit très voisin de la vessie et de l'urètre tend à faire croire à une femme qu'elle a envie d'uriner et ce, même lorsque la stimulation ne se solde pas par une éjaculation. Ce facteur peut avoir des répercussions sérieuses : la femme risque de vouloir contenir ses sensations, voire de restreindre ses activités sexuelles par honte, parce qu'elle se sent mal à son aise, ou qu'elle craint d'uriner réellement. En se freinant ainsi, elle s'interdit l'orgasme.

> *Barbara est couturière, elle a vingt-sept ans et, petite, elle souffrait d'incontinence nocturne; elle est venue consulter un conseiller conjugal. Bien que ce ne soit pas la raison pour laquelle elle a besoin de conseils, il est un problème qui rend son mari furieux : au commencement de chaque rapport amoureux, elle fait pipi, bien qu'elle prenne toujours soin d'uriner avant de se coucher. Ses angoisses se trouvent aggravées par le souvenir de ses incontinences nocturnes. Rassurée d'apprendre que de telles sensations sont tout à fait courantes et qu'elles ne signifient nullement une miction imminente, la jeune femme apprend à ne pas s'en inquiéter et bientôt, ses rapports ne sont plus interrompus et vont jusqu'à leur dénouement dans la jouissance.*

Tandis que beaucoup de femmes préfèrent une stimulation douce quand il s'agit du clitoris, en revanche, le point G exige une pression ferme. Comme nous l'avons vu plus haut, une fois qu'une femme a découvert son point G, qu'elle a appris à le reconnaître, et qu'elle sait le retrouver sans hésiter, elle est en mesure de l'exciter elle-même en appuyant sur son abdomen, juste au-dessus de l'os pubien. Mais écoutons Virginie, vingt-quatre ans, dresseuse de chiens d'aveugles :

Avant, j'ignorais tout du point G.

Mes sensations se limitaient strictement à mon clitoris. Mais après m'être exercée à contracter les muscles du vagin, j'arrivais à atteindre à l'orgasme avec mon mari, notamment quand il me pénétrait par l'arrière. Comme il est souvent en déplacement pour affaires, j'ai pris l'habitude de me masturber en stimulant mon point G, en me caressant le ventre. Le fait d'exciter mon point G d'une main et mon clitoris de l'autre ne remplace pas la présence de mon mari, mais c'est certainement une bonne façon de se masturber.

Il se peut que la sensibilité du point G joue un rôle dans les sensations orgasmiques que des femmes disent avoir éprouvées durant l'accouchement; il se peut en effet qu'il soit stimulé par le cheminement du fœtus dans le tube utéro-vaginal.

Cette femme nous écrit :

J'ai récemment mis au monde mon deuxième enfant. Se peut-il que l'effet de poussée que vous mentionnez en corrélation avec la stimulation du point G soit lié au besoin involontaire de pousser que l'on éprouve lors des dernières phases du travail? Il se pourrait qu'une très forte pression se soit exercée sur le point G quand le fœtus s'est présenté au niveau de l'os pubien.

Laissons parler cette femme de soixante et un ans, dont trente-sept de mariage.

J'ai mis au monde trois enfants, vivants, en bonne santé, et heureux. J'ai vécu pourtant une expérience qui m'a sérieusement inquiétée. Un jour, alors que je me trouvais à l'hôpital, attendant mon deuxième enfant, le médecin me dit d'aller aux toilettes; sur le siège, j'ai été prise de l'orgasme le plus fantastique de ma vie. J'étais loin de penser à quelque chose de sexuel. Et le médecin ne voulait même pas en parler; peut-être ne me croyait-il même pas. Je me suis toujours culpabilisée pour cela, et même mes proches amies me regardaient comme une folle. Le fœtus a-t-il pu, par sa position, comprimer le point G?

C'est là très certainement un champ d'investigation qui serait digne du plus grand intérêt.

Le fait d'avoir un point G particulièrement sensible peut parfois constituer un problème; c'est le cas de cette femme :

Mon point de Gräfenberg est très proéminent et extrêmement sensible. De ce fait, mes rapports sexuels sont très intenses. Mais d'un autre côté, c'est un problème, quand je vais consulter un gynécologue car, dès que le spéculum appuie sur la zone sensible, je sens venir l'orgasme. Je dois me concentrer très fort pour que cela n'arrive pas.

Abondant dans le même sens, ce monsieur nous écrit :

J'ai découvert le « point de Gräfenberg » il y a très longtemps, et tout à fait incidemment.

J'ignorais de quoi il retournait, mais ce que je savais, c'était que si je touchais au bon endroit, ma partenaire jouissait. Au cours de ces dernières années, j'ai eu la chance d'avoir des rapports sexuels avec plusieurs femmes différentes et j'ai constaté que la stimulation de ce point provoquait des réponses variables; selon les femmes, les réactions peuvent s'échelonner de « faibles » à « explosives ».

Il est essentiel que tout chirurgien connaisse le point G et sache très exactement où il se trouve. En opérant dans cette zone sans en tenir compte, il risque de priver l'opérée de ses plaisirs sexuels à venir. Le courrier que nous avons reçu et divers entretiens semblent indiquer que les interventions chirurgicales peuvent avoir aussi bien des conséquences néfastes que profitables pour la vie sexuelle de l'opérée; cela dépend du type d'intervention pratiquée et des tissus et des nerfs qui sont dérangés. Ainsi, certaines femmes qui ont subi une ablation de l'utérus se félicitent de ressentir plus de plaisir lors des rapports sexuels.

Le point dont vous parlez m'a toujours apporté l'orgasme. C'est vraiment fantastique, et mon petit mari et moi, nous aimons ça. Il y a neuf ans – j'en avais alors trente – il a fallu me faire une hystérectomie. Mais j'ai toujours mes ovaires, et la zone sensible me donne encore plus de plaisir qu'avant l'opération.

Parallèlement, d'autres femmes se plaignent de l'effet inverse :

Je suis très inquiète depuis quelque temps et j'ai demandé au chirurgien qui a pratiqué l'hystérectomie pourquoi je n'éprouvais plus d'orgasme « intérieur » comme avant mon opération. Il a détourné ma question par une boutade et m'a dit que ça n'existait pas. Il avait aussi travaillé sur ma vessie. Se peut-il qu'il y ait un lien avec le fait que je n'arrive plus à avoir d'orgasme comme avant ? Une nouvelle opération pourrait-elle remettre les choses en place ?

Dans la mesure où l'on ne peut plus considérer que chez toutes les femmes, le clitoris est la source principale du plaisir érotique, il faut tenir compte du fait que toute perturbation des tissus dans la zone du point G risque d'endommager, voire de détruire, ce dernier, et d'altérer, ou même d'éliminer, un grand foyer érogène.

Cette femme nous a demandé :

Je me pose une question grave, qui me préoccupe depuis qu'au mois de juin dernier, mon gynécologue m'a dit qu'il faudrait m'opérer d'une hystérectomie partielle. J'ai maintenant quarante-deux ans, dont vingt-deux de mariage ; j'ai toujours eu une vie sexuelle réussie. Mes orgasmes profonds correspondent, à ce qu'il paraît, à une poussée de l'utérus vers le bas : c'est justement ce qui m'inquiète. Comment cette sensation peut-elle subsister en l'absence d'utérus ? Il serait superflu de préciser que j'étais peu disposée à confier mes soucis à mon gynécologue, d'autant plus que c'est un homme. Bien que j'aie la plus grande confiance en lui, je suis seule à savoir ce que je ressens et comment mon corps réagit à l'orgasme; de plus, je crains que tout ce qu'un homme pourrait me dire à ce sujet n'ait pas grande valeur à mes yeux.

Gräfenberg avait fait remarquer qu'une femme ayant subi une hystérectomie risquait par la suite de ne plus connaître l'orgasme « si la zone érogène de la paroi vaginale antérieure était enlevée lors de l'intervention [14] ». Pourtant, bon nombre de femmes qui ont été opérées d'une hystérectomie affirment qu'elles continuent d'éprouver des « orgasmes profonds » accompagnés de la sensation d'une poussée vers le bas, alors qu'elles n'ont plus d'utérus. Cela pourrait s'expliquer par le fait que les nerfs desservant l'utérus et le point G ont pu rester intacts et que donc, la capacité de réponse musculaire de la partie haute du vagin n'est pas altérée. Un autre problème médical important est lié aux effets du diaphragme sur le point G. En effet, le diaphragme contraceptif est très répandu; or, il arrive qu'il gêne la stimulation du point G. Il est parfois difficile, voire impossible, de sentir le point G quand un diaphragme est en place. Cette jeune femme se sentait culpabilisée et embarrassée par l'intensité de ses réactions à la stimulation :

C'était effrayant. Lors de nos rapports, mes réactions étaient très fortes; rien de ce qui nous avait été enseigné ne nous avait préparés à cela. Les premiers temps, je faisais orgasme sur orgasme. Par la suite j'ai commencé à utiliser un diaphragme et, Dieu merci, cela ne m'est plus jamais arrivé.

Une autre femme nous écrit :

J'ai vingt-neuf ans et je suis mariée; il y a dix ans

---

14. Ernst Gräfenberg, « The Role of Urethra in Female Orgasm » (1953).

que je connais les sensations produites par ce type d'orgasmes et je ne les échangerais pour rien au monde. Pendant quelque temps, j'ai utilisé un diaphragme, mais j'ai très vite compris qu'il m'empêchait d'atteindre le point culminant de ces sensations.

Chez d'autres femmes par contre, l'usage du diaphragme n'a aucun effet sur la stimulation du point G. Cette femme de quarante et un ans, mariée depuis vingt-trois, nous dit : « Il y a maintenant cinq ans que je porte un diaphragme et je n'ai pas l'impression qu'il atténue mes orgasmes; il les accentue même parfois. La position, aussi, est très importante; il n'y a pas que la pénétration par l'arrière; en levant bien les jambes, on y arrive aussi. » Il est fort possible que la position du diaphragme par rapport au point G influe fortement; il faut donc en tenir compte lors du choix de telle ou telle méthode contraceptive.

Ainsi, chez les femmes dont le point G se trouve juste derrière l'os pubien (par rapport à une position plus avancée dans le vagin), il y a moins de risques que le diaphragme modifie les réactions orgasmiques. Dans les cas où le diaphragme atténue les réactions, on peut recourir à la pose d'une cape cervicale (celle-ci est encore peu populaire, mais diverses organisations de femmes agissent en faveur de sa diffusion). Cette cape (ou capsule) cervicale est une sorte de capuchon épousant les contours du col utérin auquel elle adhère par un effet de succion; elle n'influe pas sur la stimulation du point G. Dès 1944, Gräfenberg et Dickenson étaient conscients de la chose, quand ils écrivaient :

> Des patientes se plaignent parfois de ne pas atteindre l'orgasme quand elles portent un diaphragme vaginal; ceci est dû au fait que le dispositif fait écran devant la principale (ou unique) zone érogène se trouvant sur la surface sub-urétrale de la paroi vaginale antérieure. En revanche, une cape cervicale laisse la paroi antérieure à découvert; une fois le diaphragme remplacé par une cape, l'orgasme intervient normalement [15].

15. Ernst Gräfenberg et Robert L. Dickinson, « Conception Control ».

Les femmes qui ont recours au diaphragme comme dispositif de contraception et s'en trouvent satisfaites, en dépit du fait que, lors des rapports, la stimulation du point G puisse être gênée, peuvent faire une comparaison en demandant à leur partenaire de malaxer la région sensible en l'absence de diaphragme.

De leur côté, les hommes possèdent une zone érogène comparable au point G : cette zone ceint l'urètre, au niveau du col de la vessie. Elle est connue sous le nom de « glande prostatique ». Comme pour le point G, la stimulation peut se faire au doigt ou par le pénis; cela dit, il est difficile à un homme de l'atteindre par lui-même.

En l'absence de partenaire, il peut résoudre le problème en appuyant avec le pouce sur la paroi rectale antérieure et en massant vers le bas, vers l'anus. La position optimale consiste à s'allonger à plat dos, les genoux ramenés vers lui et les pieds à plat sur le lit. Certains préfèrent replier franchement les jambes contre la poitrine. Au toucher, la prostate apparaît comme un amas mou, à quelques centimètres à l'intérieur du rectum, sur la paroi antérieure. Les médecins déconseillent fortement de porter quoi que ce soit qui ait été introduit dans le rectum, au contact d'un organe quelconque sans l'avoir au préalable lavé soigneusement à l'eau savonneuse. De prime abord, le massage de la prostate, tout comme la stimulation du point G, peut paraître quelque peu désagréable, notamment quand il s'intègre à un examen médical. Mais les hommes qui en ont fait l'expérience à l'occasion de rapports amoureux disent que les sensations procurées sont agréables. Une malaxation de la zone de la glande produit des sensations à la fois nouvelles et excitantes : tant émotionnellement que physiologiquement, elles sont bien différentes de celles qui accompagnent normalement la stimulation du gland (on appelle ainsi l'extrémité du pénis). La différence est comparable à celle qui, chez la femme, sépare la stimulation du point G ou du clitoris.

Si la stimulation de la prostate par ce procédé se poursuit jusqu'à l'éjaculation, le liquide tend plutôt à couler qu'à gicler; néanmoins, la quantité est sensiblement la même que lors d'une éjaculation normale. Les témoignages

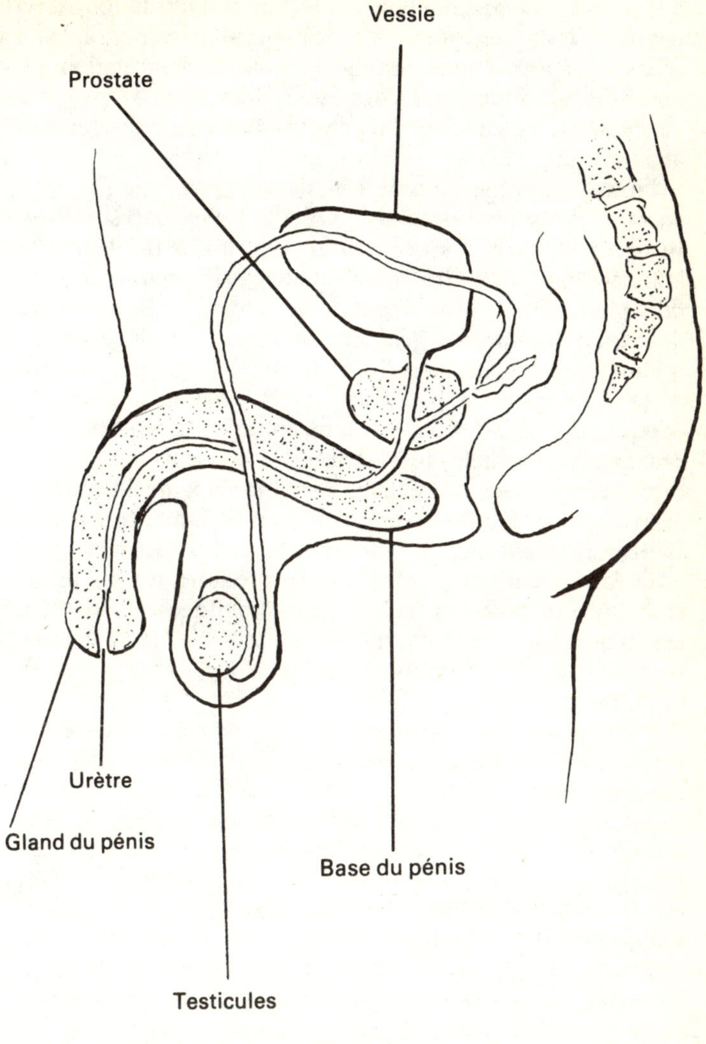

Figure 2

Organes génitaux de l'homme

d'hommes connaissant l'orgasme par la stimulation de la prostate indiquent que les sensations sont comparables à celles qu'éprouve une femme lors de la stimulation du point G. Souvenons-nous des Hoyt, dont nous avons parlé au début de ce chapitre : ils étaient ravis de ces nouvelles activités.

Notre compréhension du rôle de la prostate de l'homme en tant que source de plaisir a été enrichie par la découverte de ce même aspect au niveau du point G de la femme. En réalité, Gräfenberg n'est pas le premier à avoir décrit en détails cette région : nous devons la première description des parties génitales de l'homme et de la femme à l'anatomiste hollandais du XVIIe siècle Régnier de Graff. A la différence de plusieurs autres anatomistes de son époque, il étudia les aspects tant érotiques que structurels des organes sexuels de la femme. De Graff décrivit de façon détaillée le revêtement membraneux de l'urètre et écrivit : « La substance pourrait tout à fait être appelée la prostate féminine, ou corps glanduleux... » Et plus loin : « La fonction de la prostate est de produire un jus pituitoséreux qui rend les femmes plus libidineuses... Il est à remarquer que la décharge de la prostate de la femme produit autant de plaisir que celle de la prostate de l'homme [16]. »

Nous avons pour la première fois pris connaissance des travaux de De Graff par un article de février 1978, de Sevely et Bennett dans le *Journal of Sex Research*. C'était un article remarquable qui présentait une analyse de l'ensemble de la littérature sur l'éjaculation chez la femme : c'est lui qui a allumé l'étincelle pour l'ensemble des études sur lesquelles porte le présent ouvrage.

Cependant, la connaissance du point G ne se limitait nullement aux écrits de De Graff et Gräfenberg. Nombre de médecins et d'anatomistes l'ont décrit, non en tant que foyer du plaisir sexuel, mais comme un site prédestiné aux infections vénériennes et aux complications chirurgicales.

---

16. Régnier de Graaf, « New Treatise Concerning the Generative Organs of Women ».

La fonction du point G pour l'état de santé général semblait ne présenter que peu (ou pas) d'intérêt [17].

Vers 1880, le Dr Alexander Skene s'intéressait au problème du drainage des diverses glandes et canaux entourant l'urètre de la femme en cas de gonococcie. Pour faciliter la compréhension du processus, Skene établit des graphiques (les glandes urétrales de la femme sont maintenant connues sous le nom de glandes de Skene). Le médecin ne tarda pas à être suivi sur cette voie par des chercheurs s'intéressant à l'étude de ces glandes. Ils en déduisirent qu'au regard de l'embryologie, les glandes urétrales de la femme étaient tout à fait comparables à la glande prostatique de l'homme, et que leur structure était la même que celle de la prostate d'un fœtus de cinq à six mois [18].

En 1941, le Dr George Caldwell révélait que les glandes étaient tributaires du développement de chaque individu.

> Elles possèdent une structure et produisent une sécrétion uniquement comparable à la prostate de l'homme... ce sont des vestiges embryonnaires qui n'ont aucune fonction essentielle chez la femme, mais qui sont apparemment capables de répondre aux stimuli fonctionnels chez une femme normale, comme l'indique la fréquence de rétention de la sécrétion dans ces glandes [19].

Pendant près d'un demi-siècle, personne n'a considéré les découvertes de Skene dignes de plus d'intérêt. Jusqu'à ce qu'en 1943 l'obstétricien et gynécologue John W, Huffman, entreprenne d'étudier les glandes de Skene et en conclue que Skene lui-même avait sous-estimé, et de beaucoup, l'importance des glandes et des canaux périphériques

---

17. John D. Perry, Beverly Whipple et Edwin G. Belzer, « Female Ejaculation by Digital Stimulation of the Gräfenberg Spot ».

18. Franklin P. Johnson, « The Homologue of the Prostate in the Female ».

19. George T. Caldwell, « The Glands of the Posterior Female Urethra ».

de l'urètre [20]. Cette même année, un article du *Journal of the American Medical Association* traitait de cas d'hypertrophie (ou d'élargissement) de la glande prostatique chez les femmes ayant subi une intervention chirurgicale [21-22].

En 1953, l'urologue Samuel Berkow concluait que le tissu était érectile et qu'il pouvait être assimilé à un « corps spongieux » [23] (comme le tissu érectile du pénis de l'homme). Mais Berkow n'étudia pas les conditions dans lesquelles ce tissu pouvait être amené à l'érection. S'intéressant avant tout à la miction, il avait deviné que ce « tissu érectile » avait pour rôle de relâcher le pincement de l'urètre et donc, de commander ladite miction. Malheureusement, les autres urologues qui s'intéressèrent à la question ne virent pas cette fonction sphinctérienne et ne tardèrent pas à oublier que le « tissu érectile » pouvait avoir d'autres fonctions en dehors du domaine de leurs propres disciplines [24].

Devons-nous qualifier cet ensemble de tissus de « glande prostatique de la femme » ? La similarité anatomique et

---

20. John W. Huffman, « Clinical Significance of the Paraurethral Ducts and Glands ».

21. Alfred I. Folsom et Harold A. O'Brien, « The Female Obstructing Prostate ».

22. Huffman publia des articles en 1948 et 1951 sur le thème de l'anatomie des conduits para-urétraux et de leur importance clinique. « De nombreux (au lieu du " deux " proposé par Skene) canaux et poches épithéliales se vident dans le tiers distal de l'urètre de la femme » (John W. Huffman, « Clinical Significance »). Il y voyait l'homologue de la prostate de l'homme, mais seuls l'intéressaient les aspects cliniques, pas les fonctions érotiques.

En 1950, trois médecins confirmèrent le point de vue de Huffman : les glandes de Skene étaient beaucoup plus développées que Skene lui-même ne l'avait pensé, et elles pénétraient « très en profondeur dans la paroi urétro-vaginale » et pouvaient même « atteindre le tiers médian de l'urètre » (J. V. Ricci, J. R. Lisa et C. H. Thom, « The Female Urethra »).

Ils attirèrent l'attention sur le fait que le tiers extérieur de l'urètre était pourvu d'un plexus vasculaire et le tiers médian d'une couche de paquets de muscles bien desservis par un réseau complet de vaisseaux sanguins.

23. Samuel Gordon Berkow, « The Corpus Spongiosum of the Urethra ».

24. John D. Perry et Beverly Whipple, « Female Ejaculation by Gräfenberg Spot Stimulation : A Special Presentation ».

embryologique est indiscutable; de fait, le problème serait plutôt d'ordre sémantique. Une des grandes fonctions de la prostate de l'homme consiste à fabriquer une partie du liquide séminal (le sperme étant ajouté par les testicules). Si le point G ou les tissus périphériques sont l'équivalent de la prostate mâle, il n'y aurait rien d'étonnant à ce que chez certaines femmes et dans les circonstances données, ils produisent eux aussi un liquide (le fait n'a pas encore été démontré scientifiquement et reste une hypothèse); nous en arrivons donc à la seconde découverte que Perry et Whipple ont portée à l'attention des sexologues : l'éjaculation chez la femme.

3
L'ÉJACULATION CHEZ LA FEMME

En mai 1981, *Newsweek* publiait un article intitulé « Just How the Sexes Differ » (mot à mot, « Ce qui distingue les deux sexes »). Dans la rubrique « Différences nettes », à côté de la lactation chez la femme, figurait l'éjaculation masculine. Or, *Newsweek* se trompait, tant sur l'un que sur l'autre. Comme nous l'avons vu au chapitre précédent, dans certaines conditions particulières, un homme peut allaiter. Nous savons aussi que nombre de femmes se disent incapables d'éjaculer. En fait, on connaît depuis l'Antiquité l'aptitude féminine à l'éjaculation.

Nous avons dit précédemment qu'Aristote avait vraisemblablement été le premier à écrire sur l'éjaculation chez la femme, et que Galien s'était intéressé à la question dès le IIe siècle de notre ère. De Graff, dans son *Nouveau traité sur les organes reproducteurs de la femme,* donnait quelques détails sur la prostate féminine. Voici ce qu'il écrivait à ce sujet : « ...Pendant l'acte sexuel, elle se décharge et lubrifie abondamment l'appareil génital, à tel point que le liquide s'échappe même à l'extérieur. Ce liquide pourrait bien être un véritable sperme féminin [1]. » Toujours selon De Graaf, le liquide « jaillit avec force et en un seul jet ».

---

1. Regnier de Graaf, « New treatise Concerning the Generative Organs of Women ».

Bien que l'éjaculation chez la femme constitue une découverte plus spectaculaire (et plus controversée) que le point G, moins de femmes semblent en être capables, tout au moins dans les cultures occidentales. Chez toutes les femmes examinées par Perry et Whipple et leurs assistants, on a trouvé un point G; pourtant, avant de se prêter à ces examens, la plupart d'entre elles ignoraient l'existence de ce point. Il y a plusieurs années, lorsque nous avons demandé à un auditoire mixte qui avait personnellement vécu ou rencontré l'éjaculation féminine, il n'y eut que dix pour cent de mains levées. Depuis, ce chiffre n'a cessé d'augmenter et lors d'un récent sondage, nous avons obtenu près de quarante pour cent de réponses positives. A quel facteur peut-on imputer une évolution aussi marquée ? Le fait de savoir qu'une femme est capable d'éjaculer peut aider les autres à mieux se connaître, à mieux s'accepter. Elle et son partenaire se sentent moins gênés d'en parler ouvertement. Il se peut aussi que le nombre de femmes se laissant aller pour la première fois à éjaculer ait augmenté. D'autre part, il est possible que certaines se laissent influencer, ou que tout bonnement, elles répondent par l'affirmative parce qu'elles savent que c'est un fait maintenant admis par la société (cela dit, le pourcentage de femmes qui disent éjaculer est plus élevé quand elles sont assurées de l'anonymat). Même si les femmes capables d'éjaculer ne constituent pas une majorité, c'est un fait extrêmement important. A titre d'exemple, étudions le problème de ce couple :

> *Ce matin-là, quand Lisa ouvre les yeux, il ne fait pas encore jour. John, son mari depuis deux ans, est couché à côté d'elle, un bras posé sur sa cuisse découverte. Qu'a-t-il touché, pour déclencher ce rêve érotique ? Dieu merci, se dit-elle, je me suis réveillée avant d'avoir un orgasme. Inquiète, elle tâte les draps sous elle. Comme ils sont mouillés, elle soupire et tourne la tête pour regarder John. Peu d'hommes l'ont attirée autant que lui, et aucun n'a été aussi doux, aussi gentil et ne lui a tant apporté, affectivement et sexuellement.*

Et c'est justement là le problème de Lisa; quelle différence avec les femmes anorgasmiques qu'elle connaît! Lisa, elle, n'a aucun problème de ce côté-là.

Bien au contraire, par les expériences qu'elle a connues avant son mariage, elle se sait depuis longtemps multi-orgasmique, et capable de réactions très fortes qui la portent au septième ciel. Mais c'était maintenant du passé, car avec John, il n'était pas question de se laisser aller à ce point, sachant que quelque chose de terriblement gênant se produisait inévitablement : au point culminant de la jouissance, elle faisait pipi. Comme si les deux choses étaient obligatoirement liées, et cela la remplissait de honte. Avec un tel problème, qui donc voudrait d'elle ?

Lisa se souvient d'avoir rencontré John après toute une série de relations qui ne la satisfaisaient pas. Dès le premier jour, ils avaient été très attirés l'un vers l'autre; pourtant, Lisa avait décidé qu'il ne devrait rien y avoir de physique entre eux. Elle tenait trop à lui pour risquer de le perdre. Au lieu de lui dire qu'elle était encore vierge, elle lui expliqua pourquoi elle préférait garder des distances : en précipitant les choses, ils risquaient de compromettre l'amitié nécessaire à un amour durable. John lui, était fatigué de la vie de célibataire, fatigué d'aller de lit en lit, fatigué des aventures qui finissaient aussi vite qu'elles avaient commencé. Son attirance pour Lisa était bien plus que physique, aussi décida-t-il d'être patient, d'attendre qu'elle se sente à son aise avec lui. A l'époque, il n'avait nulle envie de se marier et il lui arrivait de se demander si ce n'était pas justement la raison pour laquelle Lisa repoussait ses avances.

Mais John aimait Lisa et finalement, ce serait avec joie qu'il renoncerait au célibat. Quant à elle, le mariage satisferait son besoin de sécurité. Elle pourrait vivre pleinement sa sexualité, sans avoir à craindre que John la quitte à cause de sa « tare ».

Mais quand vint la nuit de noces, elle sentit qu'il lui fallait absolument se retenir : elle aimait trop John pour risquer ses récriminations. En mettant toutes ses forces à contribution, elle parvint à résister à ses merveilleuses caresses. Dès lors, elle prit l'habitude de simuler l'orgasme. Ce serait le seul mensonge entre eux et elle lui avoua qu'il y aurait toujours un secret, un seul. Maintenant, Lisa change de position, pour se mettre plus à son aise. Tournant le dos à son mari, elle tâte son clitoris. Elle a le vagin mouillé; elle se caresse, et l'excitation ne tarde pas à l'emporter; des gémissements lui montent aux lèvres, et elle enfouit son visage dans l'oreiller, par peur de réveiller John. « Combien de fois ai-je fait ça ? » se demande-t-elle. Combien de fois a-t-elle tourné le dos à John pour se masturber à l'orgasme? Elle se dit que ce n'est pas bien de faire une chose pareille, puisqu'elle a fait un mariage réussi. Elle sait que l'Église l'interdit et se souvient d'avoir appris au collège ce que Freud avait dit des femmes qui trouvaient dans leur clitoris une source de plaisir. Au lit avec John, elle pourrait se laisser aller jusqu'au véritable orgasme, mais elle sait qu'il se produirait cette chose qui la remplissait de honte quand elle était jeune fille. De plus, elle n'a jamais rien lu à ce sujet, ni au collège, ni après. Ce qui la laisse perplexe, c'est que ses orgasmes clitoridiens puissent être jugés « infantilisants », sachant qu'aussi bien le coït que la masturbation la font jouir. Très excitée, elle tourne la tête pour s'assurer que John continue de dormir profondément, et le trouve les yeux grands ouverts. Il la prend dans ses bras et l'attire contre lui.

« Sais-tu qu'il y a déjà un bon moment que j'attends, à avoir envie de toi ? » dit-il. Son visage brûle de désir.

« Je t'en prie, John, se défend-elle, pas maintenant. »

Il se redresse brusquement, le front plissé de confusion. « Décidément, je ne te comprends pas. Tu ne me feras pas croire que tu n'es pas excitée. Pour rien au monde tu ne me feras croire une chose pareille. »

Sur ce, il se lève et commence à se rhabiller. « Écoute, Lisa, on ne peut pas continuer ainsi sans en parler.

Je t'aime profondément. Je n'aurais pas pu trouver meilleure épouse que toi. Tu es belle. Et très douce avec moi; mais au lit, on dirait que tu as peur de te laisser aller. »

« Avec toi, j'ai un orgasme à chaque fois. Tu le sais bien. »

« C'est ce que tu me dis depuis deux ans. Mais je sais parfaitement que ce n'est pas vrai. Crois-tu vraiment pouvoir me duper indéfiniment? Penses-tu que je ne sais pas ce qu'il y a? »

« Si tu le savais depuis le début, pourquoi n'en avoir jamais rien dit? »

« Alors tu l'admets. Tu reconnais avoir toujours fait semblant? »

Lisa détourne alors la tête et refuse de dire un seul mot de plus. John va peut-être lui suggérer de consulter son gynécologue. Mais elle a déjà essayé cette solution. Avant même de le rencontrer, elle a parlé de son problème à son gynécologue, qui lui a conseillé de voir un psychiatre; pendant vingt séances, celui-ci a fouillé dans son enfance. Souffrait-elle d'incontinence nocturne? Comment lui avait-on appris à se laver? Mais ces consultations n'avaient rien donné et à la fin, Lisa s'était sentie anormale.

Lisa et John ne sont pas les seuls dans cette situation. Nous avons en effet reçu de nombreuses lettres d'hommes et de femmes (dont beaucoup pratiquent la masturbation en solitaires), dont les relations ont été perturbées à cause de l'éjaculation féminine. Une femme de trente-quatre ans nous écrit :

Je ne pouvais pas avoir de rapports avec mon mari sans mouiller au moins un peu le lit. Mon mari ne m'était d'aucune aide; il se contentait de me répéter sans cesse d'aller aux toilettes avant de me mettre au lit. Puis, j'ai divorcé; j'étais mortifiée quand mon nouvel ami m'accusa lui aussi d'avoir uriné sur lui.

L'auteur d'un livre sur la sexualité nous dit :

Je me rappelle l'histoire d'une de mes copines, dont le petit ami était dégoûté parce qu'elle « urinait » au moment de l'orgasme, à tel point qu'il la quitta. Il a fallu très longtemps à cette pauvre fille pour s'en remettre. Elle se sentait anormale. Comme son médecin lui avait dit que c'était un problème physiologique et que beaucoup de femmes relachaient involontairement la vessie au moment de l'orgasme, elle évita tout contact sexuel pendant des années et dépensa beaucoup d'argent et de temps en consultations de psychologues.

Fort heureusement, tout le monde n'est pas perturbé à ce point. Nous avons reçu autant de lettres de personnes disant que leurs relations se trouvaient enrichies par la capacité d'éjaculation de la femme. En voici un exemple :

J'ai connu l'« éjaculation féminine » dès mes premiers rapports sexuels, à quinze ans. A l'époque, la sexualité était une chose dont on ne parlait pas et je me contentais donc de supposer que c'était normal chez une femme. J'atteignais l'orgasme par les caresses et le pelotage avec mon petit ami, qui m'introduisait son médius, bien profond (car il avait de grands doigts – je le sais parce que j'ai pu comparer avec quatre autres garçons qui n'arrivaient pas toujours à m'exciter). Quand nous faisions ça dans sa voiture, j'inondais littéralement ma culotte : ne riez pas si je vous dis que je devais passer la faire sécher dans une laverie automatique avant de rentrer chez moi.

Ce n'est que récemment que j'ai compris que tout cela n'arrivait qu'à moi. Quand il est devenu plus courant d'aborder les questions de sexualité, j'ai pu en parler à mes sœurs, à mes amies et même à ma mère, l'an passé. Aucune ne comprenait de quoi je voulais parler. Un jour, j'ai demandé à mon gynécologue où tout ce liquide était emmagasiné. Et il m'a demandé : « Quel liquide ? » Après que je lui eus parlé de mes « pertes », il me dit que c'était de l'urine. Il était tellement borné que j'avais envie de taper sur la tête de ce vieux chauve. Selon lui, la paroi vaginale sécrétait de petites quantités de liquide, mais rien de comparable avec ce que je décrivais.

Nullement convaincue par les explications, cette femme en conclut qu'elle doit avoir une sorte de « don ».

Une autre femme, elle aussi bien pourvue par la nature, nous dit :

Mes premiers rapports sexuels remontent à l'époque de mon mariage, mon mari ayant été mon premier et seul partenaire. Depuis le tout début, j'ai toujours éprouvé cette impression de poussée en avant et vers l'extérieur, presque toujours accompagnée d'une décharge. Mais c'est seulement récemment (après la naissance de mon deuxième enfant), que j'ai découvert mon « point G ». Avec la stimulation, il gonfle au point de toucher le pénis de mon mari. La décharge est toujours au moins aussi abondante que son éjaculation à lui. Mon mari pourrait vous le dire, le jet est quelquefois d'une force telle que son abdomen en est inondé.

Ma vie sexuelle est très, très réussie ; je suis épanouie.

Chez la femme, comme chez l'homme, l'éjaculation consiste en l'émission, au moment de l'orgasme, de jets de liquide par l'urètre. Chez les femmes, ce processus semble être facilité par une stimulation du point G.

Cette femme vit dans le Texas, elle est mariée depuis vingt-huit ans. Voici ce qu'elle en dit : « La première fois que j'ai connu l'éjaculation, c'était en 1974. Ni les préliminaires, ni les orgasmes clitoridiens ne provoquent l'écoulement du liquide; pour cela, il faut une stimulation du point G, au doigt ou par le pénis. J'ai quarante-huit ans et je crois bien que ma vie a commencé à quarante. »

Quant à ce monsieur :

En faisant un cunnilingus à ma femme, j'introduis un doigt bien à fond dans son vagin. Je sens alors le point qui gonfle, gonfle, jusqu'à ce qu'un liquide s'écoule. Je l'appelle « jus d'amour ». Cela doit faire l'équivalent de deux cuillerées à soupe. Simultanément à la décharge, ma femme fait un orgasme.

Cette lettre d'une femme nous dit qu'avec son mari, elle a maintenant une vie sexuelle épanouie ; au début pourtant, elle n'arrivait pas à l'orgasme.

Nous nous sommes marié en 1969, quand il était encore difficilement admis que les femmes puissent aimer les choses du sexe. J'étais heureuse d'avoir un mari qui m'aimait tant ; aussi, je ne pensais pas à ces questions d'orgasmes. Eh bien, un jour, c'est quelque chose qui m'est arrivé !

Mon mari m'avait fait un cunnilingus, avant d'introduire un ou deux doigts dans le vagin. Grand Dieu ! Là-dedans, il se passait vraiment des choses. C'était si bon.

D'un seul coup, le liquide a jailli. Sur le moment, j'ai cru que l'excitation m'avait fait uriner. Depuis ce jour-là, cela m'est arrivé régulièrement. Ces douze dernières années ont été très heureuses, tant sexuellement que pour le reste. Je suis convaincue que je le dois en grande partie à cette découverte. Faire l'amour, c'est tellement bon... et sale, aussi. Mais ça nous est égal.

Quelques femmes rapportent qu'elles éjaculent par la seule stimulation du clitoris :

J'utilise régulièrement un vibromasseur. Un jour, lors d'un orgasme clitoridien, il s'est produit une forte décharge de liquide. Je croyais que c'était de l'urine, mais en y regardant de plus près, je me suis aperçue que ce liquide était très comparable – peut-être même identique – au produit de l'éjaculation lors d'un orgasme vaginal.

La quantité de liquide émise varie généralement d'une femme à l'autre et parfois même, entre deux rapports. Ce

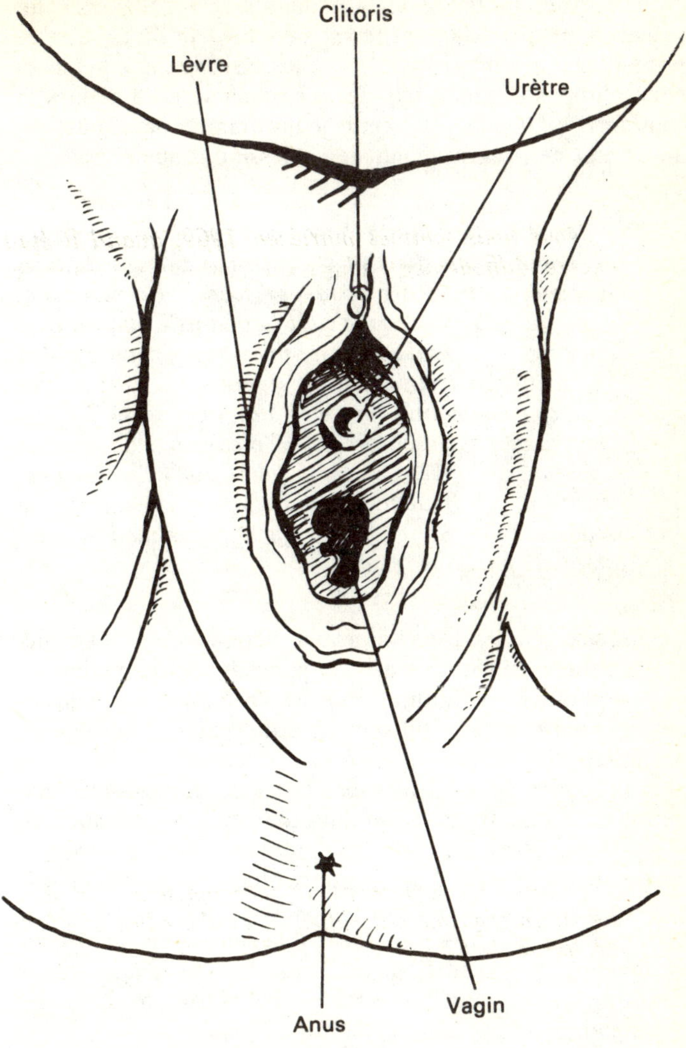

Figure 3

Organes génitaux externes de la femme

monsieur de cinquante-six ans nous dit : « ...L'expérience m'a montré que la quantité est variable. Je dirais que ça peut aller d'une demi-tasse à une tasse si l'homme persiste; chez n'importe quelle femme, cet orgasme est toujours le plus fort. » De son côté, cette jeune femme de vingt-trois ans, analyste-programmeur de profession, nous écrit :

> *J'en avais les larmes aux yeux; je savais parfaitement que c'était dû à la pression sur l'avant de mon clitoris et à l'intensité de mes orgasmes. En revanche, ce que je ne savais pas, c'était la quantité effarante de liquide que je perdais : je ne m'en suis aperçue qu'en me levant, en trouvant le lit trempé. « C'est moi qui ai fait ça ? » demandai-je à mon ami. « Ouais. » « Tout ? » « Je n'ai même pas encore enlevé mon slip. » « Sensass ! » m'exclamai-je. Dès lors, mon point de Gräfenberg est devenu mon « Bouton d'amour »; ayant découvert que je pouvais éjaculer comme un homme, je n'en ai aimé que deux fois plus le sexe.*

Une sexagénaire, trois fois grand-mère, raconte : « Depuis ma première année de mariage, je perds régulièrement de belles quantités de liquide. Parfois, ce n'est que quelques gouttes, mais le plus souvent, il doit y avoir l'équivalent d'un demi. »

A la lecture de ces divers témoignages, on remarque une tendance à surestimer la quantité de liquide, comme dans le cas des pertes menstruelles (environ deux cuillerées à soupe) et du sperme (une petite cuiller). Le monsieur qui parle d'un écoulement d'une demi-tasse à une tasse exagère certainement, même s'il a vraisemblablement raison quand il dit que la quantité varie. Dans les cas d'éjaculation féminine qui ont pu être observés par Whipple, Perry et leurs collègues, la quantité de liquide émise va de l'ordre de quelques gouttes à un quart de cuiller à café.

Mais quelle est donc la nature de ce liquide que certaines femmes évacuent au moment de l'orgasme ? Il n'a ni la couleur, ni l'odeur, ni le goût de l'urine, et contrairement à elle, il ne tache pas. Les descriptions de ce liquide varient d'« incolore », à « clair », et à « laiteux »; mais aucune des femmes interrogées n'a répondu que le produit de son éjaculation était jaune. Parmi les témoignages, nous avons celui d'une femme de trente-cinq ans environ, qui s'était entendu dire par son médecin que ses « pertes » étaient le fait d'une incontinence nocturne. Dans le doute, elle imagina une petite expérience ingénieuse, pour vérifier si son médecin avait dit vrai. Pour commencer, elle absorba des comprimés colorant les urines en bleu, puis examina les taches laissées sur son drap par plusieurs orgasmes. Par endroits, elles étaient incolores, tandis qu'en d'autres, on distinguait tout juste une vague coloration bleutée. Ensuite, elle urina quelques gouttes sur le drap. Cette fois, la couleur était d'un bleu intense. Grâce à son esprit d'initiative, cette femme sut que ses pertes orgasmiques ne provenaient pas de sa vessie [2].

Quant à cette jeune femme de vingt-deux ans, mère de jumeaux, elle dit que le produit de ses éjaculations sèche pour se transformer en une poudre blanche, sans laisser de taches.

Pour ce qui est de l'odeur du liquide émis, hommes et femmes s'entendent pour affirmer qu'il n'en a pas, ou que de toute façon, ce n'est pas une odeur d'urine. Comme le dit cette femme : « Mon docteur affirmait que c'était de l'urine, alors j'ai senti, et goûté : je suis certaine que ce n'en est pas. » Certains témoins disent avoir trouvé un goût, et que celui-ci est changeant.

Ce monsieur, du nord des États-Unis, est marié depuis vingt-deux ans et père de deux enfants : « J'ai toujours su que le liquide n'était pas de l'urine. Il lui arrive d'avoir un goût amère mais le plus souvent, il est sucré. Peut-être cela dépend-il de ce que mange la femme, ou bien de son métabolisme. » Sachant que le goût du sperme de l'homme change selon ce qu'il a mangé, l'on peut penser qu'il en va de même pour le produit de l'éjaculation féminine.

Cette femme, mariée depuis dix-neuf ans, mère de deux

---

2. Edwin G. Belzer, « Orgasmic Expulsions of Women ».

enfants – de dix et douze ans – se présente comme une fervente catholique et nous apprend que « ...le goût change quatre fois par mois. D'abord il est fort et piquant, puis aigre, puis acidulé et enfin, sucré, très sucré. Ce goût sucré subsiste à peu près trois jours, juste avant le début des règles. C'est absolument délicieux. Meilleur que n'importe quel miel, moins dur, même ».

Mais le goût et l'aspect extérieur ne sont pas seuls à varier, car la fréquence est elle aussi fluctuante. Certaines femmes affirment qu'elles éjaculent chaque fois qu'elles font l'amour, tandis que d'autres disent que chez elles, c'est un phénomène ponctuel. Certaines ont constaté l'existence d'un cycle, qui pourrait bien être en relation avec les phases de la période des menstruations : « En treize ans de mariage, j'ai connu l'éjaculation pratiquement à chaque fois que j'ai fait l'amour et souvent, j'ai même éjaculé plusieurs fois de suite. » « Presque tous mes orgasmes sont accompagnés d'une éjaculation », dit une grand-mère de cinquante-huit ans. Quant à cette infirmière de vingt-sept ans, diplômée d'État : « J'éjacule à peu près une fois sur deux. »

Une puéricultrice de vingt-six ans se disant « obèse, bien mariée, et mère de deux enfants » témoigne : « Cela m'arrive à peu près toutes les six fois que nous faisons l'amour. Le liquide est inodore et incolore et, après la décharge, je me sens merveilleusement détendue. »

Quels sont les sentiments prédominants – chez les deux sexes – à l'égard de l'éjaculation féminine ? Les attitudes peuvent aller du dégoût à l'extase, de la perplexité à la simple acceptation. Nous avons été étonnés du nombre de femmes, sexagénaires, septuagénaires, voire octogénaires, qui disent connaître encore l'éjaculation. Voici le témoignage d'une femme tout à fait représentative de sa classe d'âges ; elle se présente elle-même comme « une jeune femme de soixante-huit ans, mariée depuis neuf ans à un homme de six ans mon aîné et ce, après une période de six ans de célibat ». Et elle ajoute : « Merci d'avoir répondu à bien des questions qui me préoccupaient sans que je puisse les exprimer, et d'avoir effacé mes doutes sur ma normalité. »

Maintenant, donnons la parole à une femme de soixante-deux ans, mariée depuis trente-huit ans :

Il m'arrive très souvent d'éjaculer. Chaque fois, c'est un véritable geyser et je mouille les draps; ce n'est pas du liquide lubrifiant, et l'odeur est bien différente. En règle générale, cela se produit quand je suis dessus. Le fait d'éjaculer ne m'a jamais gênée; avec mon mari, nous avons toujours considéré qu'un tel phénomène signifie que le plaisir n'en est que plus grand. Très souvent, il est accompagné d'orgasmes multiples (aussi bien pour mon mari que pour moi). Faute d'en savoir plus, j'ai depuis toujours supposé que c'était une chose courante chez toutes les femmes.

Quant à cette femme de trente-sept ans, dont le mari en a quarante-trois, elle nous dit qu'elle et lui sont des « diplômés du secondaire, aux notes au-dessus de la moyenne, que ce soit dans les disciplines intellectuelles ou sportives, et ajoute, je n'ai jamais parlé de mon " secret ", pour la bonne raison que tous les articles que j'ai pu lire sur ce sujet disaient qu'il était impossible à une femme d'éjaculer. Pendant des années et des années, j'ai vécu avec l'impression d'être anormale ou nympho, et je suis persuadée que c'est ce que pense mon mari ».

De son côté, une infirmière diplômée de vingt-six ans, qui prépare une maîtrise, écrit :

La première fois que j'ai éjaculé, j'étais interloquée. Je n'avais jamais eu de problèmes d'incontinence nerveuse et avant d'avoir des rapports amoureux avec quelqu'un, je n'oubliais jamais de faire pipi. Quoi qu'il en soit, cela ne semblait nullement gêner mon partenaire, pas plus que cela ne me préoccupait. Le plaisir avait le dessus sur les inquiétudes.

Cette jeune femme de vingt-huit ans nous dit quant à elle que l'éjaculation « ...peut présenter des inconvénients. Quand je suis en position droite (la meilleure), avec ce liquide chaud qui coule sur ses organes génitaux, mon mari a du mal à se retenir ».

Mais la réciproque existe : c'est le cas de cette jeune divorcée de vingt et un ans dont le mari était convaincu qu'elle urinait volontairement sur lui chaque fois qu'ils faisaient l'amour, ce qui le rendait furieux au point qu'un jour, « il a fait exprès de pisser sur moi, m'a quittée, et a demandé le divorce ».

Comment se peut-il qu'un phénomène aussi répandu que l'éjaculation féminine ait pu être laissé dans l'ombre par la profession médicale, écarté comme une pure fantaisie pornographique de l'ère victorienne, ou comme une incontinence urinaire? Nombreuses sont les femmes qui nous disent avoir demandé des conseils médicaux pour comprendre ce qui leur arrivait. De l'État d'Alabama, cette jeune veuve nous écrit :

> *J'ai demandé à plusieurs de mes amies qui ont régulièrement affaire à des médecins, dont des femmes, de se renseigner, pour savoir à quoi tenaient mes pertes. Plusieurs ont répondu que c'était dû à une faiblesse de la vessie. Pour d'autres, certaines femmes secrètent plus de lubrifiant que la moyenne.*

Une femme de quarante-deux ans commente :

> *Après mon hystérectomie, j'ai connu mes premières pertes de liquide. J'étais très gênée, et ça me dégoûtait. Dieu merci, j'ai un mari compréhensif.*
>
> *J'ai parlé de mon problème à mon médecin et il m'a dit que si cela se reproduisait, je devrais consulter un chirurgien.*

Quant à cette sexagénaire, elle dit n'avoir pas suivi les conseils des médecins et s'en trouver enchantée : « En vingt ans, j'ai consulté je ne sais combien de médecins, dépensé des milliers de francs : dix médecins m'ont dit que seule une opération pourrait m'aider. Mais maintenant, je connais la véritable nature de mon « problème » et je sais que je ne suis pas en train de devenir folle. »

Cela ne signifie cependant pas que tous les médecins dont on nous a parlé soient restés indifférents ou qu'ils aient tenu des propos alarmistes. Certains se sont montrés très compréhensifs, sans toutefois expliquer grand-chose à leurs patientes. Ainsi, cette femme de trente-huit ans, mariée et mère de trois enfants, nous dit : « J'ai demandé à mon docteur des explications, mais il m'a répondu que les médecins ne comprenaient pas ce phénomène et qu'ils ignoraient même d'où provenait ce liquide – ne vous inquiétez donc pas, et profitez-en! J'en profite effectivement, mais je veux aussi savoir de quoi il en retourne. »

D'autres médecins ont su être compréhensifs et apporter des explications. Ainsi, depuis 1958, l'urologue Bernard Hymel refuse d'opérer les femmes pour lesquelles les médecins ont diagnostiqué une incontinence urinaire et chez qui, selon lui, l'éjection de liquide est d'origine orgasmique. Il a pris cette décision après avoir lu les comptes rendus des travaux de Gräfenberg, et pris connaissance de l'existence du point G et de la capacité d'éjaculation de la femme. A trois reprises, il a fait un exposé sur ce thème devant ses collègues et la plupart se sont dit qu'il était devenu fou. Convaincu d'avoir raison, il se sentait très isolé jusqu'à ce qu'il rencontre Whipple et trouve en elle un soutien à sa courageuse prise de position.

A la lecture des articles portant sur l'éjaculation chez la femme, on peut mieux apprécier l'état des connaissances acquises en la matière, et de ce qui était ignoré ou caché, par les profanes comme par les professionnels. Les auteurs qui décrivaient le point G traitaient aussi de l'éjaculation chez la femme et, sur ces thèmes, on les ignorait.

Au début du présent chapitre, nous avons mentionné Aristote, Galien et de Graaf; mais ils ne sont nullement les seuls à avoir traité de ce sujet. Notamment, il est pratiquement omniprésent (mais sans la moindre connotation scientifique), dans *The Pearl*, une compilation de nouvelles victoriennes, de poèmes, de lettres, et de ballades, qui déborde d'allusions à l'éjaculation féminine : mais l'ouvrage a été relégué au rang des fantasmes pornographiques masculins. En 1926, le Dr Théodore H. van de Velde fit publier un fascicule à l'intention des couples, dans lequel il disait que certaines femmes émettaient un liquide durant l'orgasme [3]. De leur côté, les anthropologues nous apprennent que l'éjaculation chez les femmes joue un rôle essentiel dans les rites initiatiques d'une tribu africaine : les Batoro d'Ouganda ont une coutume qu'ils appellent *kachapati* (ce qui signifie, « asperger le mur »). Les jeunes filles de la tribu ne deviennent aptes au mariage qu'après que la plus vieille femme du village leur ait appris à éjaculer [4].

Gräfenberg quant à lui, donna en 1950 une description relativement détaillée de l'éjaculation survenant chez certaines femmes à la suite d'une stimulation. Voici ce qu'il dit de la « production de liquide accompagnant l'orgasme » :

> Cette éjection convulsive de liquide se déclenche toujours à l'apogée de l'orgasme et peut se poursuivre après. L'observation de l'orgasme chez ces femmes révèle l'expulsion par jets abondants d'un liquide clair et transparent, non par la vulve, mais par l'urètre... Ces importantes sécrétions libérées par l'orgasme n'ont pas de fonction lubrifiante; si tel était le cas, l'émission de liquide se produirait dès le début des rapports, et non à l'apogée de l'orgasme [5].

Gräfenberg a pu examiner ce liquide, sans toutefois préciser les techniques employées.

> Au début, je pensais que c'était dû à l'intensité de l'orgasme, qui faisait céder le sphincter de la vessie. On trouve mention, dans les traités de sexologie, de l'émission involontaire d'urines. Dans les cas qu'il

---

3. Theodore H. van de Velde, *Le mariage parfait*.
4. Phil Kilbraten, anthropologue, Bryn Mawr College, « Personal communication », le 26 avril 1980.
5. Ernst Gräfenberg, « The Role of Urethra in Female Orgasm » (1953).

> nous a été donné d'observer, le liquide a été analysé et il ne s'agit pas d'urine. Aussi, je pense plutôt que les prétendues urines qui sont émises lors de l'orgasme féminin sont en fait le produit de sécrétions des glandes intra-urétales, en rapport avec la zone érogène située le long de l'urètre, dans la paroi vaginale antérieure [6].

Sachant que le liquide s'écoule par l'urètre – l'orifice par lequel hommes et femmes urinent – il est capital de démontrer scientifiquement que le produit de l'éjaculation d'une femme est effectivement différent de l'urine. S'il est maintenant prouvé que chez l'homme, les liquides émis par l'urètre lors de l'orgasme ne sont pas de l'urine, en revanche pour ce qui est de ceux produits par la femme, jusqu'en 1980, Gräfenberg a été le seul à les avoir examinés.

Cette année-là, une équipe de chercheurs, dont Edward Belzer, Perry et Whipple, ont analysé des échantillons d'urine et de produits d'éjaculation de femmes volontaires, auxquelles il avait été demandé de s'abstenir de tout contact avec le liquide séminal de l'homme pendant au moins quarante-huit heures avant le prélèvement des urines et des produits d'éjaculation. La collecte des liquides eut lieu au domicile même des volontaires. Ensuite, les échantillons ont été immédiatement congelés et expédiés au laboratoire de Belzer, à l'université d'Halifax (Nouvelle-Écosse). Une fois connus, les résultats de l'analyse des liquides recueillis chez une volontaire ont été publiés dans le *Journal of Sex Research*, en février 1981. Les liquides des autres sujets ont eux aussi été analysés; leur composition était la même que dans le cas précédent. Sur la base de quatre tests, l'analyse chimique permit de décomposer les produits d'éjaculation et les urines. D'un côté, deux substances, la phosphatase prostatique (un enzyme dont on pensait jusque-là qu'il était essentiellement produit par la prostate de l'homme), et le glucose (sucre), se trouvaient en quantités nettement supérieures dans le liquide d'éjaculation que dans les urines. De l'autre, l'urée et la créatinine (des déchets du métabolisme des protides,

6. *Ibid.*

entrant dans la composition des urines), étaient en quantités bien moindres dans les produits d'éjaculation que dans les urines.

Comparaison de la composition des échantillons de produits d'éjaculation et d'urine

Échantillons	*Acide prostatique Phosphatase (unités Sigma/ml)*	*Urée (mMol/1)*	*Créatinine (uMol/1)*	*Glucose (mg/100 ml)*
Produit éjaculation				
1	21,25	125,0	1 780,0	21,5
2	8,55	27,0	1 070,0	37,0
3	33,00	*	*	48,0
4	23,75	80,0	3 800,0	54,0
M	21,6	77,3	2 216,7	40,1
SD	10,1	49,1	1 416,4	14,3
Urine				
5	0,15	240,0	14 000,0	50,0
6	0,15	160,0	9 600,0	3,5
7	0,10	204,0	14 000,0	3,5
M	0,13	201,1	12 533,0	19,0
SD	0,03	40,0	2 540,0	26,8
t(df)**	3,60 (5)****	3,39 (4)***	6,14 (4)****	1,36 (5)

* Indéterminé, car échantillon insuffisant.
** Ce test n'a pas été contre-vérifié.
*** < 0,05.
**** < 0,01.
(extrait de « Female Ejaculation : a case Study » de Frank Addiego).

Le Dr Frank Addiego et B. Whipple, ont aussi envoyé à des laboratoires de chimie des échantillons non encore analysés de sperme d'hommes ayant subi une vasectomie, de produits d'éjaculation de femmes, et d'urines. Cette fois encore, la teneur en phosphatase prostatique était plus élevée dans les liquides d'éjaculation des femmes que dans les échantillons d'urine, bien qu'elle n'eût rien de comparable avec celle des liquides masculins.

Antérieurement aux analyses de Belzer, Sevely et Bennett avaient accompli un excellent travail de recherche dans la littérature traitant de ce sujet, ce qui leur avait permis de faire connaître leurs conclusions dans un article intitulé « L'éjaculation féminine et la prostate de la femme », et paru au *Journal of Sex Research* de février 1978. La lecture de cet article révèle qu'une femme est capable d'éjaculer et que le liquide émis par l'urètre est en partie d'origine prostatique. Bien que les auteurs n'aient eux-mêmes pratiqué aucune analyse chimique, leur étude approfondie de l'ensemble de la littérature spécialisée, tant médicale que de vulgarisation, leur a permis de conclure que chez les femmes (comme chez les hommes), la production de liquides lors des rapports sexuels peut enrichir le plaisir érotique [7].

A la conception, l'appareil génital est le même chez tous les embryons humains. Puis, six semaines plus tard, le processus de sexuation commence avec l'apparition des gonades, suivies des organes reproducteurs internes, et enfin, des parties génitales externes. La structure de base d'un ovaire et des testicules est la même; puis, au fil de son évolution, elle pourra devenir mâle ou femelle. Embryologistes et anatomistes utilisent les termes « vestige » ou « atrophié » pour décrire les nombreux organes homologues subsistant chez un homme ou une femme, qui n'ont aucune fonction apparente et qui semblent être ni plus ni moins que les vestiges embryologiques de glandes ou d'organes en service chez le sexe opposé. Chaque glande, chaque organe masculin a son équivalent chez une femme, et réciproquement. Les analogies entre l'anatomie de l'homme et de la femme sont données par le tableau suivant (page 94).

En dépit des innombrables descriptions de cas d'éjaculation féminine, tant dans la littérature médicale que populaire – et ce, tout au long de l'histoire – les sexologues

7. J. Lowndes Sevely et J. W. Bennett, « Concerning Female Ejaculation and the Female Prostate ».

modernes ont continué à faire fi de ce phénomène jusqu'à la parution de l'article de Sevely et Bennett.

Anatomie génito-urinaire : les « homologues * » chez l'homme et la femme

Femme adulte	*Homme adulte*
Ovaires	Testicules
Vagin (supérieur)	Vagina masculina
Utérus	Utricule prostatique
Trompes de Fallope	Appendix testis
Canaux et conduits de Gartner	Vésicules séminales
	Canal déférent
	Épididyme
Vessie	Vessie
Urètre	Urètre prostatique
Vestibule	Urètre pénien (ou spongieux)
Petite lèvre	Méat urétral
Grande lèvre	Scrotum (bourses)
Clitoris	Pénis
Glandes de Bartholin (glandes vestibulaires)	Glandes de Cowper (glandes bulbo-urétrales)
Glande prostatique (glandes urétrales)	Prostate (glandes urétrales)

* D'après Money (1952), Moore, (1974) et Sevely (note 1).

En 1966, Masters et Johnson eux-mêmes écrivaient que l'éjaculation féminine était une notion « erronée, mais très répandue [8] ». Quelques années plus tôt, Kinsey attachait un peu plus d'importance à la chose :

> Dans la mesure où, chez la femme, la prostate et les vésicules séminales ne sont que des vestiges, on ne

8. Williams Masters et Virginia Johnson, *Les réactions sexuelles.*

> peut dire qu'elle éjacule véritablement. Il peut arriver que, suite à un orgasme, les contractions musculaires du vagin provoquent une décharge, éventuellement un jaillissement, des sécrétions génitales. Dans la littérature pornographique notamment, on rencontre fréquemment le mot « éjaculation », pour désigner ce phénomène chez une femme, mais il est impropre dans ce sens [9].

Dans son livre *La Femme eunuque* (1970), Germaine Greer écrit : « Toutes sortes d'idées fausses sur la femme circulent encore, bien qu'elles aient été réfutées depuis longtemps; beaucoup d'hommes se refusent à aborder la notion d'éjaculation féminine; bien qu'elle ait un long et prestigieux passé, elle est parfaitement extravagante [10].

De l'avis de Sevely et Bennett, le refus de reconnaître l'existence de l'éjaculation féminine pourrait bien être le fait d'un problème de langage. Autrefois, le mot « sperme » s'appliquait à la « semence » ou au « produit d'éjaculation » des deux sexes. De Graaf s'en était tenu à l'hypothèse de ses prédécesseurs, pour qui le produit d'éjaculation contenait de la « semence » de femme, mais lorsque le microscope révéla que seul le produit d'éjaculation de l'homme contenait des spermatozoïdes, « le mot utilisé précédemment pour décrire les liquides produits par les deux sexes fut employé dans la littérature scientifique uniquement pour les hommes. Quant à la femme, puisque le produit de son éjaculation ne contenait pas de « semence », on ne lui donna aucun nom [11] ».

Comme l'indiquent les études des anthropologues, les habitants des îles Trobriand (en Océanie), connaissaient non seulement le point G et l'importance de la souplesse pelvienne, mais aussi la capacité d'éjaculation de la femme. Ils utilisaient le même mot pour désigner la décharge chez l'homme et chez la femme : *momona.* Mot à mot, *Ipipisi*

---

9. Alfred Kinsey et *al., Le comportement sexuel de la femme.*
10. Germaine Greer, *La femme eunuque.*
11. J. Lowndes Sevely et J. W. Bennet, *ibid.*

momona signifie « ce qui déclenche la décharge ». A leurs yeux, l'émission de liquide sert à lubrifier et à accroître le plaisir. Fermement convaincus que l'éjaculation féminine ne pouvait être qu'un mythe, les anthropologues occidentaux en conclurent que certaines catégories de Mélanésiennes urinaient durant l'orgasme : pourtant, il semble bien peu probable que les femmes des îles Trobriand confondent éjaculation et miction, pour dire ensuite que cette décharge était à la fois lubrifiante et source de plaisir [12]. Physiologiquement, il est virtuellement impossible à un homme d'uriner en éjaculant; chez une femme, c'est le même problème, à moins que ses muscles ne soient trop faibles ou sa vessie défectueuse. En affirmant que, chez une Mélanésienne, l'orgasme est accompagné d'une miction, on va non seulement à l'encontre des témoignages des indigènes, mais aussi des lois physiologiques mêmes.

Perry et Whipple ont poussé un peu plus loin les théories de Sevely et Bennett. « Faute d'avoir un nom, l'éjaculation féminine ne tarda pas à disparaître des textes scientifiques. Or, privé de sa fonction de reproduction, le produit d'éjaculation de la femme ne peut servir qu'un objectif : le plaisir. Cependant, le concept selon lequel une femme peut aimer le « sexe pour le sexe » est relativement récent : ce qui encourageait d'autant moins à étudier un liquide n'ayant pas de fonction reproductrice [13]. »

Il est parfois difficile de déterminer si une femme éjacule ou si elle souffre d'incontinence urinaire de stress. Cette dernière peut se produire si la femme éternue, si elle tousse, si elle rit, à l'occasion d'un sursaut ou de l'orgasme. Il peut y avoir simultanément éjaculation et incontinence; mais en règle générale, l'incontinence urinaire est plus fréquente chez les femmes dont les muscles pubo-coccygiens sont affaiblis, tandis que l'éjaculation se produit plus facilement chez celles dont la musculature est forte.

---

12. Bronislaw Malinowski, *La Sexualité et sa répression dans les sociétés primitives.*

13. John D. Perry et Beverly Whipple, « Can Women Ejaculate? Yes! ».

Même si le médecin diagnostique une incontinence de stress, il est essentiel de procéder à un examen systématique des muscles pelviens avant de décider de recourir à l'intervention chirurgicale. L'incontinence de stress peut souvent être corrigée par un simple entraînement des muscles (ce thème sera étudié en détails au chapitre 4 – qui décrit l'importance du tonus musculaire pour la réponse sexuelle).

Toute intervention chirurgicale risque d'affaiblir, voire de détruire, l'aptitude à l'éjaculation. Cependant, certaines femmes, dont celle-ci qui, à trente-six ans, est mère de trois enfants, et a été opérée à vingt-sept ans d'une hystérectomie, disent que depuis l'intervention, elles connaissent plus facilement l'éjaculation :

> *Après mon opération, quand je faisais l'amour, j'avais l'impression d'uriner; mais c'était si bon que je ne me retenais pas. De plus, nous savions que ce n'était pas de l'urine car je faisais toujours pipi avant d'avoir des rapports. Chaque fois, j'éjacule entre deux et quatre fois. J'ai le sentiment que c'est un don du ciel de me sentir aussi bien et de trouver tant de plaisir à faire l'amour. Je ne veux pas dire par là qu'il faille subir une hystérectomie pour prendre plaisir au sexe, mais il faut que toutes les femmes sachent que l'utérus n'est absolument pas la seule source de plaisir sexuel.*

Selon Perry et Whipple, les femmes capables d'éjaculer sont moins sujettes à la cystite (inflammation de la vessie). Cette supposition semble être confirmée, tout au moins indirectement, par le cas de cette femme qui a pris l'habitude de se retenir d'éjaculer : « J'ai souvent des inflammations de la vessie et, après les rapports, je souffre de crampes d'estomac très pénibles. J'ai fini par me demander si ce n'était pas dû au fait que j'ai toujours retenu ces pertes de liquide durant les rapports, ne sachant pas ce que c'était. »

Et cet autre témoignage :

> *Je suis un peu déconcertée par cette sensation d'avoir envie d'uriner qui se change ensuite en plaisir. Cet*

embarras provient de l'association d'un « vertige du vide » et de l'apparition des symptômes de la cystite. Se peut-il que la manipulation du point G ait un rapport avec ces symptômes? Ou bien, est-ce la tension qui résulte du fait que je n'ai pas « éjaculé »?

Il est possible que les femmes qui répriment l'envie d'éjaculer soient plus sujettes à la cystite.

Une étude plus approfondie permettrait de le vérifier, car il se pourrait bien que si le liquide est retenu, une femme risque plus l'infection. Ce phénomène serait alors comparable à celui que connaissent les femmes dont la poitrine est gonflée de lait, mais qui n'ont pas d'enfant à allaiter : l'engorgement peut se solder par une infection des glandes mammaires.

Dans certains cas, si au moment de l'orgasme, le liquide passe dans la vessie au lieu de l'urètre, la femme peut connaître une éjaculation rétrograde. Perry et Whipple en sont venus à formuler cette hypothèse après avoir étudié un certain nombre de cas de femmes disant avoir éprouvé l'envie d'uriner immédiatement après un orgasme déclenché par une stimulation vaginale. Or, aux cabinets, elles n'émettaient qu'une faible quantité de liquide, et encore celui-ci ne ressemblait-il pas à de l'urine : il était laiteux ou blanchâtre.

Une femme raconte :

Je suis paraplégique depuis l'âge de dix ans, à la suite d'une tumeur de la moelle épinière. Mes treize ans de mariage m'ont donné deux filles. En 1962, comme j'avais constamment des problèmes de vessie les chirurgiens m'ont fait une iléostomie (utilisation d'un segment de l'intestin grêle pour dériver l'urine de l'urètre), mais sans retirer la vessie. Le problème était censé être réglé.

Il ne l'était pas. Et maintenant, mon docteur me dit qu'il faut m'enlever la vessie. Je suis inquiète car, s'ils ignorent d'où provient le liquide, comment peuvent-ils savoir si cela résoudra le problème? S'il est vrai qu'une femme peut éjaculer un liquide comparable au liquide séminal par l'urètre, est-il possible que je produise moi aussi ce liquide mais qu'au lieu d'éjaculer, je le retienne et qu'il s'accumule dans ma vessie?

Une conseillère d'éducation sexuelle nous a raconté ce qui lui était arrivé quelques jours avant son accouchement, en ajoutant qu'elle connaissait plusieurs femmes ayant connu le même phénomène. Peu de temps avant la délivrance, elle perdit une grosse quantité de liquide; au pied levé, son médecin supposa que ses membranes avaient cédé. Mais en l'examinant, il constata qu'elles étaient intactes. Par la suite, le même phénomène se répéta deux fois. Il se trouvait que le mari de cette femme était médecin, et il eut l'idée de prélever un échantillon du liquide pour l'examiner au microscope. Il en conclut que ce n'était ni de l'urine, ni du liquide amniotique, sans pouvoir dire ce que c'était. Il est permis de penser que par sa position ou en bougeant, le fœtus avait appuyé sur le point G, déclenchant l'éjaculation.

Il est un autre sujet qui mérite d'être étudié : celui de la relation entre les hormones et l'éjaculation féminine. Dans la mesure où l'on ignore la nature des tissus qui composent le point G et la source du liquide d'éjaculation, toute hypothèse sur les influences hormonales ne saurait être qu'hasardeuse. Sachant que le point G est plus petit chez une femme qui a passé la ménopause, on peut penser qu'un facteur hormonal intervient effectivement. D'autre part, nous n'avons aucun témoignage d'éjaculation chez des jeunes filles n'ayant pas atteint l'âge de la puberté; mais on sait aussi que les très jeunes filles ne parlent pas de leurs expériences sexuelles. En résumé donc, s'il est vrai que, comme un homme, une femme ne peut pas éjaculer avant d'avoir passé le seuil de la puberté, il est possible que les hormones commandent de la même façon la production de liquide d'éjaculation chez la femme.

Cette femme prend des hormones. Voici ce qu'elle nous écrit :

J'ai soixante ans. Après la ménopause – il y a maintenant plus de vingt ans – j'ai commencé à prendre des œstrogènes pour calmer mes bouffées de chaleur. J'ai eu toutes les doses, de zéro au maximum. Mon mari et moi sommes convaincus qu'il y a une relation directe entre la dose d'œstrogènes et la quantité de liquide expulsée. Plus la dose est forte, plus le liquide est abondant. Quand il y a eu la campagne sur les risques de cancer par les œstrogènes, j'ai décidé que, durant les mois d'hiver, je supporterais les bouffées de chaleur. Mon docteur haussa les épaules, mais me donna le feu vert. Bien sûr, j'avais encore les bouffées de chaleur, mais presque plus de décharges de liquide. En ce moment, je n'en prends pas (trois semaines avec, et une semaine sans), et même à la fin de cette semaine, la différence est flagrante.

Cette veuve de soixante-sept ans se présente : « ...une vieille femme laide – mais un monsieur plus vieux et aussi laid ne me trouve pas si laide, ce qui me fait un partenaire occasionnel », mais ne nous dit pas son nom, craignant que ses douze petits-enfants ne lui fassent des remontrances.

Peu après le décès de mon mari, j'ai commencé à prendre des œstrogènes, pour soigner une dépression. Cela m'aidait à être moins nerveuse, et à surmonter le manque désespéré d'énergie dont on souffre quand on vient de perdre son mari. Il se pourrait bien que la cure d'œstrogènes ait augmenté la quantité de liquide, car j'y faisais plus attention ; mais je suis sûre que cela m'arrivait aussi avant. A soixante-cinq ans, un frottis révéla la présence de quelques cellules cancéreuses. Les chirurgiens me firent une hystérectomie totale sans trouver la moindre trace de cancer. Durant les rapports j'ai toujours un petit jet de liquide, mais beaucoup moins qu'avant. L'ablation des ovaires et de l'utérus n'a pas totalement supprimé le phénomène. Depuis mon opération j'ai beaucoup moins envie de sexe – en fait, je n'y pense pratiquement plus – mais le méca-

nisme qui commande l'écoulement fonctionne toujours. Il est tout à fait indépendant de celui de la lubrification : c'est ce que j'ai pu constater pour avoir eu une insuffisance de ce côté-là depuis l'hystérectomie. J'espère que mes anciens amants liront cela et comprendront mieux ce qui m'arrivait à l'époque.

Mais l'éjaculation n'est pas le seul privilège des femmes hétérosexuelles. Nombreuses sont les bisexuelles et les lesbiennes qui disent connaître l'éjection de liquide au moment de l'orgasme. Plus encore, nos premières études semblent indiquer que l'éjaculation est plus répandue chez les lesbiennes que chez les hétérosexuelles. Ce phénomène et ses raisons restent à vérifier. Peut-être, comme dans le cas du point G, la région sensible est-elle plus facile à atteindre par un toucher du doigt qu'avec le pénis. Peut-être aussi une femme accepte-t-elle plus facilement qu'un homme cette évacuation de liquide chez sa partenaire.

Une femme nous écrit : « Je suis bisexuelle, plutôt lesbienne. La première fois que j'ai éjaculé, c'était avec une femme. Elle m'avait stimulée au doigt et ce fut vraiment une bonne surprise pour nous deux. »

Cette autre raconte :

J'ai les deux types d'orgasme. Ceux provoqués par le « point de Gräfenberg » sont très différents, parce que subtils et relaxants; ils font jaillir du vagin des quantités incroyables de liquide. Ce liquide ne ressemble pas à l'urine et n'en a ni l'odeur ni le goût. J'ai connu ça pour la première fois à dix-sept ans et je me demandais bien ce qui se passait, jusqu'au jour ou une lesbienne me l'expliqua.

Comme les hommes, une femme peut faire une éjaculation nocturne et se réveiller dans une flaque de liquide qui n'a ni l'odeur, ni la couleur de l'urine. Si certaines se souviennent d'avoir fait un rêve érotique, d'autres ne se rappellent absolument de rien (comme Lisa, dont nous avons parlé au début de ce chapitre).

L'éjaculation féminine, comme la réponse à la stimulation du point G, est tributaire de la force du muscle pubo-coccygien. A titre d'introduction, voici le témoignage d'une jeune femme de dix-neuf ans, mère de deux enfants (et qui a suivi un entraînement par la méthode de Kegel) :

> *Avant de faire ces exercices, j'avais de gros problèmes avec ma vessie et mes reins. Jusque-là, je n'avais jamais connu d'orgasme suivi d'une éjaculation. Après l'accouchement, j'ai commencé l'entraînement pour retendre mes muscles vaginaux. Mes problèmes de vessie ont disparu et voilà que mes orgasmes étaient accompagnés d'une éjaculation! Mon mari trouve ça terriblement excitant et je me sens merveilleusement bien. Peut-être serait-il bon que toutes les femmes fassent ces exercices, pour développer cette glande et les muscles périphériques.*

Bien que beaucoup de femmes ne connaîtront peut-être jamais l'éjaculation, ces exercices les aideront à multiplier le plaisir lors des rapports sexuels. L'entraînement du muscle pubo-coccygien : tel sera le thème du chapitre suivant.

4

DE L'IMPORTANCE D'AVOIR UNE MUSCULATURE PELVIENNE SAINE

D'un point de vue pratique, le tonus musculaire joue un rôle essentiel : une éducation ou une thérapie appropriées peuvent nous aider à mieux contrôler nos muscles et à aiguiser nos réactions aux caresses érotiques. Le présent chapitre est en quelque sorte celui du « comment faire », et il est assorti, lorsque c'est nécessaire, de conseils. Nous prenons comme condition que toute femme possède un point G et tout homme une prostate. Le fonctionnement de ces deux éléments est en partie tributaire de l'état des muscles périphériques. La plupart des hommes et des femmes sont capables d'éjaculer et, ici aussi, le processus d'éjaculation est conditionné par la vitalité des muscles concernés.

Le tonus musculaire de l'ensemble du corps influe sur le fonctionnement sexuel à tous les niveaux. Quelqu'un qui est toujours contracté, tendu, laissera échapper certaines sensations et ne pourra pas exprimer toutes ses émotions. En revanche, quelqu'un dont la musculature est excessivement flasque se trouve limité à d'autres niveaux, dans la façon dont il ressent les choses et dont il exprime sa vitalité intérieure. Les muscles du ventre, des hanches et des cuisses jouent un rôle particulièrement important en matière de sensations et d'expression sexuelles. S'ils sont trop tendus, il peut être difficile de bouger le bassin indépendamment des jambes et du torse; s'ils sont trop mous, même le mouvement du bassin peut être un problème. Cependant, ce chapitre n'a pas pour but de traiter de toute la musculature du corps, mais d'un muscle bien particulier, qui entoure et supporte les organes génitaux : ce muscle est intimement lié aux fonctions sexuelles, et aussi au plaisir érotique.

La dénomination technique de ce muscle est « pubo-coccygien » et, pour abréger, les professionnels l'appellent généralement « le pubo-coccygien ». En fait, il s'agit d'un ensemble composé de plusieurs muscles, mais dans la mesure où ils opèrent pratiquement toujours ensemble, on considère qu'ils ne font qu'un. Le muscle pubo-coccygien est compris entre l'os pubien, devant, et le coccyx (l'os situé à l'extrémité du sacrum), derrière. Chez les animaux, c'est le muscle qui agite la queue. Chez les humains, il supporte l'anus et les organes internes voisins, les maintient en place. Il se trouve à environ deux centimètres et demi sous l'épiderme et son épaisseur peut varier entre un et plus de cinq centimètres. A peu près l'ensemble du muscle est desservi par le *plexus honteux,* qui a pour rôle de détecter toute stimulation au niveau du clitoris, des lèvres, de l'ouverture du vagin et de l'anus, et de transmettre les signaux au cerveau. En retour, le plexus honteux transmet les signaux en provenance du cerveau au muscle pubo-coccygien et commande les contractions rythmées qui accompagnent normalement l'orgasme. La grande majorité des spécialistes considère que l'ensemble du muscle pubo-coccygien [1] est tributaire du plexus honteux; cependant, il faut savoir que la partie la plus interne du muscle, le tiers supérieur (le plus près de l'utérus), est aussi parcouru par le nerf pelvien, un des plus complexes de notre corps. Il est à peu près universellement admis qu'une ramification de ce nerf relie la vessie et l'utérus (ou chez l'homme, la prostate), à la partie inférieure de la moelle épinière, tandis qu'une seconde ramification raccorde ces mêmes organes, toujours à la moelle épinière, mais au niveau du plexus solaire. Cette double innervation du muscle

1. Helen Singer Kaplan, *La nouvelle thérapie sexuelle.*

pubo-coccygien – et le fait que le plexus honteux et le nerf pelvien puissent desservir une portion plus ou moins grande du muscle pubo-coccygien selon les individus – peuvent aider à comprendre les variations très importantes au niveau des réponses orgasmiques : ce sera le thème du chapitre 5.

L'homme aussi possède un muscle pubo-coccygien, et le bon fonctionnement de celui-ci est tout aussi important pour l'orgasme. En règle générale, on peut dire que meilleure est la condition du muscle pubo-coccygien, plus l'acte sexuel donnera de plaisir (tant à la femme qu'à l'homme). Par chance, comme tout autre muscle du corps humain, le pubo-coccygien peut être éduqué, par un travail d'entraînement approprié. Malheureusement, on l'ignore généralement.

Au sein de notre culture, il a fallu attendre longtemps avant de pouvoir évaluer l'état du muscle pubo-coccygien, du fait de son implantation dans la partie la plus intime du corps humain. Lors des examens de routine des organes génitaux, les médecins négligent à peu près systématiquement le muscle pubo-coccygien. Et ceux qui sont conscients de l'importance de son rôle hésitent à demander à leurs patientes de le contracter durant l'examen, sachant que ce travail musculaire risque de se solder par une excitation sexuelle (il faut savoir que, pendant très longtemps, les médecins n'ont reçu aucun enseignement en matière de sexologie – les programmes des facultés de médecine ne comportent une partie « sexualité » que depuis ces dernières années –).

Dans d'autres cultures, en revanche, les femmes apprennent à faire travailler leurs muscles pubo-coccygiens. Au Moyen-Orient, par exemple, les danses sont synonymes de plaisir autant pour les danseuses que pour les spectateurs, dans la mesure où les exécutantes ont appris à bouger indépendamment des muscles qui, d'ordinaire, fonctionnent ensemble. Une grande partie de l'entraînement d'une danseuse du ventre consiste à déplacer l'un ou l'autre muscle pelvien, en laissant les autres immobiles et ce, indépendamment du reste du corps; même les muscles abdominaux peuvent bouger de façon parfaitement autonome. Sans un bon contrôle du muscle pubo-coccygien, la danseuse ne peut

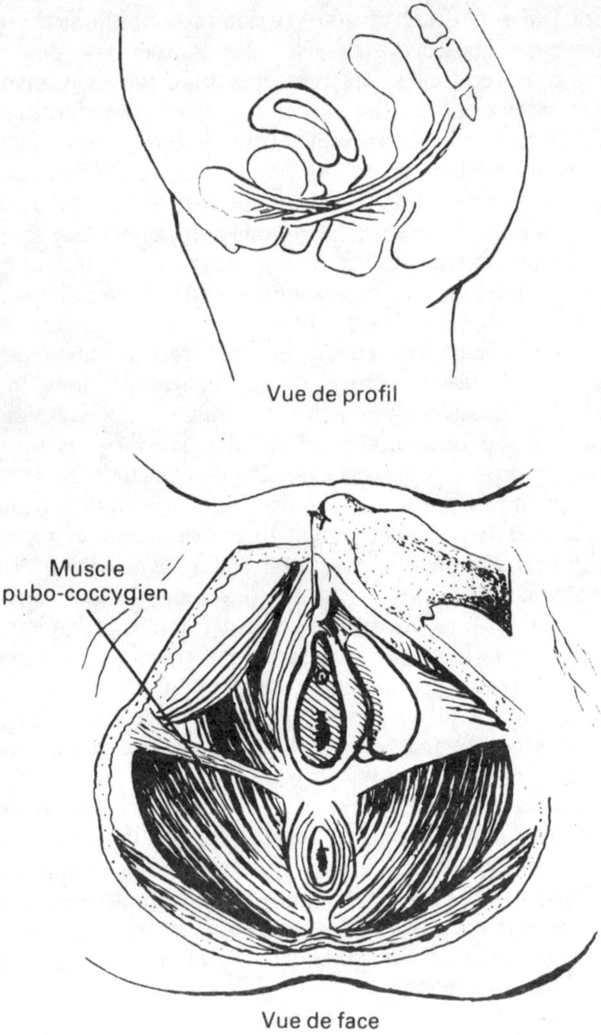

Vue de face

Figure 4

Le muscle pubo-coccygien

exécuter correctement une danse du ventre; or, c'est un entraînement qui sera utile lors des rapports sexuels, aussi bien que pour l'accouchement.

Au début des années 40, un des précurseurs de la gynécologie, le Dr Arnold Kegel, alla de l'avant en accordant au muscle pubo-coccygien l'importance qu'il méritait. Au lieu de prescrire l'intervention chirurgicale pour des femmes souffrant d'incontinence de stress, il leur apprit à renforcer leur musculature pubo-coccygienne par des exercices physiques. C'est ainsi que la plupart de ses patientes évitèrent la table d'opération et que bon nombre d'entre elles connurent même l'orgasme pour la première fois de leur vie. Kegel inventa aussi un instrument destiné au contrôle de la force du pubo-coccygien et à aider les patientes à faire travailler le muscle. Ce « périnéomètre » fut très probablement le tout premier appareil de « biofeedback » : il consistait en un petit cône creux en caoutchouc monté sur un support qui permettait de l'introduire dans la région du vagin ceinte par le muscle pubo-coccygien. Un tuyau raccordait le cône à un simple manomètre à air. Grâce à ce petit instrument, chaque femme pouvait contrôler la force des contractions de son muscle pubo-coccygien et, si nécessaire, le faire travailler.

A bien des niveaux, l'invention de Kegel était une merveille de simplicité. Mais malgré ses avantages thérapeutiques, sa simplicité allait vraisemblablement à l'encontre des courants technologiques de ce XXe siècle et, après une trop brève vague de mode, le périnéomètre mécanique de Kegel (qui aux États-Unis, par exemple, se vendait l'équivalent de 200 francs actuels) ne tarda pas à disparaître, pour céder la place à un matériel plus sophistiqué et à toutes sortes de produits pharmaceutiques voués à éliminer les problèmes d'incontinence de stress.

Si le périnéomètre de Kegel représentait un grand pas en avant (et sur la bonne voie), il avait pour inconvénient majeur de ne pas fournir une mesure « absolue » de la force du muscle pubo-coccygien, car l'indication était influencée par le rapport entre la largeur et la longueur du vagin. Ainsi, sur un petit vagin, la valeur lue était plus élevée que

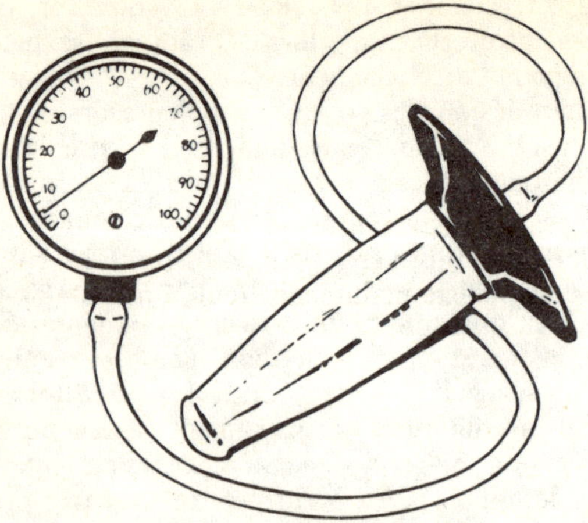

Périnéomètre de Kegel

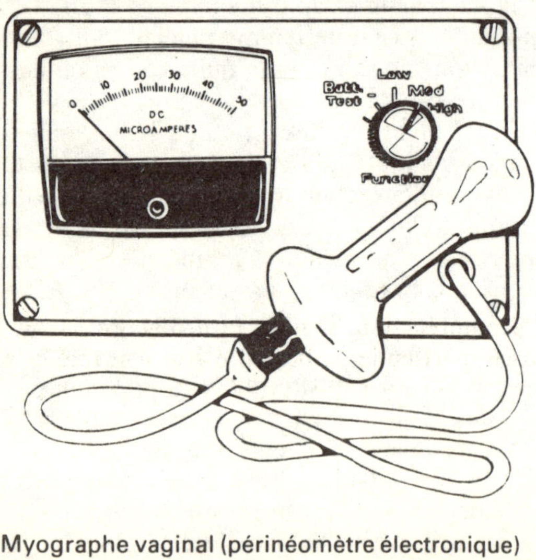

Myographe vaginal (périnéomètre électronique)

Figure 5

sur un grand. Un deuxième inconvénient était dû au fait que l'aiguille du manomètre bougeait sans cesse, sous l'effet des moindres frissonnements du muscle : la lecture ne pouvait donc être qu'une estimation sur une moyenne. Enfin, en raison de sa forme conique, il fallait maintenir l'instrument en place d'une main, et le moindre mouvement était une source supplémentaire d'erreur.

Depuis Kegel, l'intérêt pour le biofeedback n'a cessé de grandir et il existe maintenant toute une gamme d'instruments très fiables. En 1976, Perry inventa un « myographe vaginal », qui fournit des informations sous forme visuelle ou auditive sur l'activité musculaire, et que l'on utilise conjointement à un électromyographe *(cf. fig. 5)*.

Le myographe vaginal se compose d'une sorte de petite haltère en plastique souple que l'on introduit dans le vagin comme un tampon. Une fois en place, il n'est pas nécessaire de le tenir. Les sondes à lamelles en argent du myographe sont amenées en contact de la région du muscle pubo-coccygien. Ensuite, l'électromyographe (modèle standard), fournit la lecture en valeur absolue des informations captées par la sonde vaginale, et ce, aussi bien pour les contractions, que pour l'*état de repos,* du muscle. Ici, contrairement à la mesure au périnéomètre, la patiente n'a pas à se dévêtir pour mettre en place la sonde. (Consultez l'Appendice A pour tous renseignements sur cet appareil et les divers accessoires utiles.)

Mais ne nous égarons pas dans les détails. Avant d'étudier de façon plus approfondie les méthodes de contrôle et d'entraînement du muscle pubo-coccygien avec l'équipement à autoréaction, il nous faut d'abord savoir pourquoi ce muscle particulier a besoin d'être contrôlé et exercé; en somme, ce qui peut faire qu'il ne fonctionne pas correctement. Et, bien entendu, il est essentiel qu'une femme, ou un homme, sache où se trouve exactement son muscle pubo-coccygien et, éventuellement, comment en contrôler la vitalité.

L'anomalie qui affecte le plus couramment ce muscle est une simple faiblesse, laquelle s'accompagne souvent d'une atrophie (un rétrécissement). Dans les années 40, Kegel photographia quelques très jeunes filles chez qui la région pelvienne était fortement relâchée. Les raisons d'une telle anomalie chez des individus aussi jeunes ne sont que partiellement connues; mais, en dépit de l'importance de la question, il n'entre pas dans le cadre de cet ouvrage de chercher à y répondre. Il est un fait qu'en règle générale, le relâchement ou l'atrophie du muscle pubo-coccygien n'interviennent que plus tard dans la vie d'un individu; tout un éventail de problèmes physiques peuvent en être la cause. Entre autres, l'anomalie peut être imputable à un prolapsus utérin, à une cystocèle, ou à une rectocèle, qui correspondent respectivement à une descente dans le vagin, de l'utérus, de la vessie, ou du rectum, du fait d'une insuffisance musculaire. Cette anomalie peut s'accompagner de divers problèmes fonctionnels, dont le plus courant est l'incontinence urinaire de stress. On estime qu'au moins quatre-vingts pour cent des cas d'incontinence urinaire sont imputables à une insuffisance du muscle pubo-coccygien; c'est ce qui explique les excellents résultats des exercices préconisés par Kegel. De plus, des travaux récents ont permis de confirmer l'hypothèse de Kegel, selon laquelle une faiblesse du muscle pubo-coccygien peut être en partie responsable du fait qu'une femme n'atteint pas à l'orgasme lors des rapports amoureux.

Longtemps, on a pensé que la distension des muscles pubo-coccygiens pouvait être *provoquée par* l'accouchement. Mais Kegel et d'autres [2] ont fait remarquer que dans bon nombre de cas, c'était plutôt la faiblesse de ces muscles qui était la cause de problèmes à la délivrance; c'est pourquoi, de nos jours, les spécialistes prescrivent souvent des exercices prénataux pour renforcer la musculature.

Pourtant des millions de futures mères continuent d'entrer dans les salles de travail sans avoir été préparées physiquement et avec le risque que la faiblesse de leur muscle pubo-coccygien engendre des complications.

---

2. Elizabeth Noble, *Essentiel Exercises for the Childbearing Years.*

D'autre part, la distension de ce muscle est fréquemment en partie responsable de l'anesthésie vaginale (perte de la sensibilité). Un muscle flasque, manquant d'exercice, réagit peu; si par contre il a une bonne vitalité, il sera plus sensible à la stimulation. Quand une femme se plaint d'éprouver peu de plaisir à la pénétration vaginale, on peut penser que le problème est dû plus à un manque de tonus qu'à des difficultés psychologiques; cependant, on ne peut jamais dissocier totalement les aspects psychologique et physique, et, de fait, la flaccidité du muscle peut trouver ses racines dans un problème psychologique.

Il est bien connu qu'en l'absence d'exercice, un muscle risque de s'affaiblir, de s'atrophier. Supposons que vous vous soyez cassé un bras et que vous ayez porté un plâtre pendant plusieurs semaines; quand on l'aura retiré, il vous faudra du temps, de la volonté et de l'exercice pour rendre aux muscles leur volume initial et la force nécessaire pour pouvoir vous servir de votre bras comme avant. Or bien souvent, alors qu'elle est restée hors-service pendant un certain laps de temps, on demande à sa musculature pelvienne de fonctionner parfaitement dès qu'un nouveau partenaire se présente. Hélas... il faut aussi un certain temps au muscle pubo-coccygien pour reprendre de l'activité.

Ruth est une sage-femme, proche de la trentaine; elle a toujours eu une sexualité épanouie et fait pratiquer à ses patientes des exercices de Kegel. A l'occasion d'un colloque, elle entend parler du myographe vaginal et a hâte de satisfaire sa curiosité, de l'essayer sur elle-même pour tester son muscle pubo-coccygien. Elle se dit multi-orgasmique, mais à la lecture, l'appareil indique seulement 9 microvolts, ce qui est relativement peu. Le résumé de sa vie sexuelle laissait supposer que le résultat serait au moins du double. Mais un entretien avec le médecin permet d'apprendre qu'au cours de l'année passée, elle n'a pas eu de rapports sexuels et qu'avec son nouveau partenaire – avec qui elle compte se marier – elle n'arrive pas à l'or-

gasme. Elle attribue son anorgasmie à des « difficultés » de « communication » qu'elle désespère résoudre un jour.

Comme beaucoup de femmes qui réagissent bien, Ruth a un muscle pubo-coccygien en bonne condition : adolescente, elle se masturbait et, à son passage à l'âge adulte, elle a eu des rapports fréquents.

Pendant son année d'inactivité sexuelle, elle n'a fait aucun exercice de Kegel, pensant que c'était uniquement une préparation à l'accouchement. Puis, elle prend part à une série de séances intensives de vingt minutes, consacrées à des exercices de Kegel accompagnés d'une thérapie par autoréaction biologique, et nous écrit que le renforcement de ses muscles pubo-coccygiens a résolu ses « problèmes de communication ».

Les exercices de Kegel comportent des contractions courtes et longues du muscle pubo-coccygien, alternant avec des périodes de relaxation de même durée. Avant d'étudier ces exercices plus en détails, il nous faut aborder quelques autres types de problèmes liés à l'état du muscle pubo-coccygien.

Le problème de la tension pelvienne est beaucoup moins connu, bien que tout aussi répandu. Comme pour n'importe quel autre muscle, la tension du muscle pubo-coccygien peut être situationnelle (provoquée par un événement donné), ou chronique. La forme la plus courante de tension « situationnelle » est le vaginisme : le muscle pubo-coccygien serre si fort à l'approche du pénis (même si la femme a confiance en son partenaire), que la pénétration est difficile, douloureuse, voire impossible. Bien que le vaginisme soit généralement d'origine émotionnelle, son traitement est plutôt physique. L'emploi de dilatateurs de plus en plus ouverts pour l'accoutumer à des pénétrations de plus en plus larges fera découvrir à la femme la capacité de dilatation de son vagin. A notre avis, le biofeedback est une méthode plus douce, et plus efficace.

Michelle est une jeune femme frêle et la mise au monde de son deuxième enfant a été très difficile. Son médecin l'a prévenue qu'une nouvelle grossesse risquerait de lui être fatale. Son historique de santé lui interdit l'usage de la pilule et des dispositifs intra-utérins (DIU) et, comble de malchance, son mari abhorre le diaphragme, les préservatifs et les crèmes spermicides. De toute évidence, le vaginisme dont souffre Michelle est d'origine psychologique : elle croit que la pénétration pénienne peut lui être fatale. Son médecin lui conseille alors la pose d'une cape cervicale ; le problème de la contraception est résolu, mais pas celui du vaginisme. Des exercices de biofeedback lui sont prescrits ; s'étant familiarisée avec l'instrument, elle n'a bientôt aucune peine à introduire elle-même le myographe dans son vagin. Moins d'une heure d'entraînement lui suffira pour apprendre à relâcher son muscle pubo-coccygien et à le contrôler à souhait. Une semaine plus tard, elle est débarrassée de son problème de vaginisme.

Les difficultés de Michelle ressurgissaient dans un contexte sexuel, mais une foule d'autres problèmes sont en général associés à une tension pelvienne chronique. Comme nous le savons tous, un muscle qui reste tendu trop longtemps finit par devenir douloureux. Si la contraction se prolonge, la sensation de douleur tend à disparaître, dans la mesure où cette sensation est liée au mouvement et qu'il ne peut y avoir de mouvement sans une augmentation ou un relâchement de la tension musculaire. De l'avis de certains médecins, quand quelqu'un se plaint de douleurs « au bas du dos », cela signifie bien souvent que son groupe de muscles pubo-coccygiens est trop contracté. De fait, il est plus facile de dire « j'ai mal au bas du dos » que de se plaindre d'une « tension vaginale ». Le manque d'information est souvent responsable des difficultés de localisation des sensations. Nous avons eu l'occasion de traiter plusieurs patientes dont les douleurs du bas du dos ont pu être éliminées par des exercices de détente du pubo-coccygien.

Une tension chronique de la musculature pubo-coccygienne peut se traduire par des douleurs en d'autres endroits :

Mary est psychothérapeute; elle a quarante ans. Depuis des années, elle souffre d'une « légère » ulcération du côlon. Son médecin dit « légère », parce qu'il n'a pas trouvé d'anomalie physique et que c'est la seule explication plausible aux crampes abdominales de sa patiente. Bientôt, Mary essaie une thérapie de biofeedback et elle reconnaît qu'elle a toujours eu peine à trouver une relation sexuelle satisfaisante, bien qu'il lui arrive souvent d'avoir des envies en travaillant. Elle ne s'est jamais masturbée, ce qui permet bien souvent d'éliminer ce type de tension. Mais un jour, plutôt que d'avoir des relations avec un partenaire ne lui convenant pas, ou de continuer à souffrir de tension chronique, elle essaie la masturbation : depuis, sa « légère ulcération du côlon » a totalement disparu.

Bien entendu, le problème de Mary pouvait être le syndrome d'une irritation de l'intestin, associé à une tension nerveuse; mais cela ne modifierait en rien la conclusion.

Les recherches préliminaires de Perry l'ont amené à penser que la tension pelvienne chronique pouvait être entièrement ou en partie responsable de divers autres problèmes de santé. Ainsi, un certain nombre de femmes qui ont été examinées et dont la tension du muscle pubo-coccygien au repos est forte, se plaignent d'être fréquemment sujettes à des infections vaginales ou urinaires, telles que la cystite ou les moniliases.

Francine nous dit qu'elle aime le sexe et qu'elle est « toujours prête ». Elle est très croyante et fidèle à son mari qui, d'ailleurs, a autant de plaisir qu'elle à faire l'amour. C'est, selon lui, la meilleure façon de commencer et de finir une journée. Durant leur première année de mariage, tout allait à merveille, hormis que Francine souffrait régulièrement d'accès de cystite. En une dizaine de mois, elle consulta huit fois son docteur. La seule explication qu'il put trouver était des « rapports trop fréquents », cause connue de ce que l'on appelle la « cystite de la lune de miel ». Mais pour Francine, deux fois par jour, ce n'est pas trop, et, pendant des mois, elle continua de prendre des antibiotiques.

Puis, un examen de routine au myographe vaginal révéla que Francine avait un muscle pubo-coccygien très fort. En termes de contractilité, le pourcentage était même du maximum. En outre, l'examen indiqua que la patiente était incapable de relâcher son pubo-coccygien. Le niveau « de repos » était même supérieur au niveau « de contraction maximum » chez la moyenne des femmes. Le récit de l'historique personnel de Francine permit de déterminer la raison de sa tension pelvienne chronique. Son père était très méfiant et très autoritaire; pour lui « les W.-C. publics sont toujours pleins de germes ». Dès l'école maternelle, Francine avait donc appris que même si elle avait très envie de faire pipi, il lui fallait se retenir jusqu'à son retour à la maison. Elle avait pris l'habitude de serrer très fort son muscle pubo-coccygien, ce qui lui permettait de tenir pendant des heures, alors que la plupart d'entre nous auraient mouillé leur culotte.

Il n'a pas encore été déterminé scientifiquement si la tension pelvienne chronique peut effectivement être responsable d'infections vaginales ou urinaires; quoi qu'il en soit, il est certain qu'un muscle qui est constamment tendu, gêne la circulation du sang et de la lymphe. En serrant le poing, vous pouvez voir vos articulations des doigts blanchir, car le sang ne peut plus passer : il en va de même pour un muscle pubo-coccygien qui reste contracté en permanence. Or, quand la circulation sanguine est perturbée, les globules blancs ne peuvent faire leur travail de collecte et de destruction des germes. Trop souvent, les médecins prescrivent un traitement aux antibiotiques sans avoir envisagé des causes et des soins fonctionnels; ainsi, en apprenant à relâcher un muscle trop tendu, il est possible de prévenir, ou de guérir la maladie. Il est bien difficile de dire combien de femmes ont pu être choquées de s'entendre dire que leurs infections répétées étaient le fait d'une « promiscuité sexuelle ». Il faut savoir qu'en soi, la présence de certains micro-organismes dans le vagin ne provoque pas nécessairement une infection; en règle générale, c'est plutôt l'état physiologique du vagin et des voies urinaires qui détermine si des micro-organismes vont pouvoir proliférer [3].

Si elle n'est pas traitée à temps, la tension pelvienne chronique peut entraîner des problèmes plus sérieux. Ainsi, chez l'un de nos anciens sujets d'étude, la tension pelvienne montait parfois à une valeur extrêmement élevée, de 35 à 40 microvolts, et ce, pendant plusieurs minutes. Une thérapie libre lui fut conseillée, pour éliminer le problème, mais ayant trouvé un nouveau travail dans une ville éloignée, elle ne pouvait venir aux séances. Quelques mois plus tard, Perry apprit qu'elle avait contracté un cancer du col de l'utérus; il en conclut qu'une circulation perturbée de façon chronique dans et à la périphérie du col avait pu créer un terrain propice à la maladie. Un muscle pubo-coccygien peut souffrir non seulement de distension ou d'une contraction excessive, mais aussi d'un manque de contrôle. Comme il a été dit plus haut, il nous arrive fréquemment d'avoir affaire à des patientes qui ignorent totalement qu'il est possible de contracter ou de relâcher ce muscle. Beaucoup ignorent même où il se trouve. Nous avons observé des cas de contraction intense du muscle pubo-coccygien, comparable à une véritable crampe, alors que la patiente elle-même ne s'était pas rendu compte des perturbations dont le vagin ou sa périphérie étaient le siège. Les crampes se produisant en période de menstruation pourraient bien être dues à cette tension. D'une façon générale, dans quelque partie du corps qu'il se trouve, dès qu'un muscle est régulièrement sujet aux crampes ou s'il tend à se contracter et à se relâcher de façon incontrôlée, il faut consulter un médecin. Pourquoi ne le fait-on généralement pas quand il s'agit du muscle pubo-coccygien? Notre culture nous

---

3. W. J. Brown, « Microbial Flora in Infections of the Vagina ». Les observations d'une relation possible entre la tension musculaire pelvienne et les infections des voies urinaires ont été récemment confirmées par un urologue (cf. R. A. Schmidt et E. A. Tanagho, « Urethral Syndrome or Urinary Tract Infection ? »).

enseigne généralement – et surtout aux femmes, à *négliger* les sensations au niveau du bassin.

En apprenant à écarter tout ce qui concerne les choses du sexe, nous prenons l'habitude d'ignorer les signaux qui devraient nous permettre de contrôler le groupe de muscles pubo-coccygiens.

Une solution, pour éviter les sensations pelviennes, consiste justement à contracter mécaniquement la musculature. Au sujet d'une séance de thérapie qu'elle a conduite, cette animatrice de groupe de bioénergie dit :

> *La plupart des participantes étaient raides, et ignoraient que c'était parce que leur musculature pelvienne était trop tendue. Je leur ai appris à cambrer le bassin : elles avaient mal et se culpabilisaient. Il leur fallait oublier tout ce qu'on leur avait inculqué, concernant leur corps et leur sexe. En leur faisant cambrer le bassin, je leur ai aussi montré comment sortir le ventre. Dans un premier temps, je leur demandais de se tenir comme elles le faisaient habituellement – comme on leur avait appris à le faire – puis, comme je leur avais montré, pour qu'elles fassent la différence et qu'elles se rendent compte de leur rigidité, notamment au niveau du bassin. Par la suite, j'ai eu des échos par certaines, qui disaient que leur sexualité était plus accomplie, qu'elles atteignaient plus souvent à l'orgasme, et qu'elles se sentaient plus détendues, en particulier dans leurs rapports avec les hommes.*

Bien entendu, il est important de pouvoir aussi bien contracter que relâcher les muscles abdominaux ; de la même façon que pour le pubo-coccygien, contraction et détente sont aussi importantes l'une que l'autre.

D'autre part, il se peut que la diffusion des tampons hygiéniques ait contribué à une négligence de l'activité du pubo-coccygien. En gonflant, le tampon stimule le muscle et peut engendrer des sensations qui, autrement, n'auraient pas été. Plus ce phénomène se répète, plus une femme risque d'en oublier les autres sensations au niveau de son vagin.

Il arrive que le récit du passé médical d'une personne révèle un cas extrême d'inconscience entretenue. Linda, trente et un ans, a entrepris une thérapie pour remédier à une absence totale de sensibilité, tant à l'intérieur, qu'à la périphérie de ses organes génitaux.

A vingt-cinq ans, Linda fut admise à l'hôpital : il fallait lui retirer une petite tumescence au col de l'utérus. A son réveil de l'anesthésie, on lui dit qu'une hystérectomie totale avait dû être pratiquée. Selon elle, à sa sortie de l'hôpital, on ne lui donna pas la moindre recommandation, hormis qu'elle ne devrait pas avoir de rapports pendant au moins deux semaines après la disparition totale des douleurs. Lors de notre entretien avec elle, nous ne tardâmes pas à deviner que son médecin n'avait pas pensé à la souffrance, tant physique qu'émotionnelle, qu'engendrerait la perte inattendue des organes reproducteurs. Et la réaction de Linda à cette « souffrance » fut d'apprendre à n'en tenir aucun compte. Par la suite, quand elle s'aperçut que l'érotisme ne lui procurait plus la moindre sensation, elle crut que le chirurgien avait coupé par accident ses « nerfs sexuels ». Mais celui-ci lui répondit que tout cela n'était que « dans sa tête » et lui conseilla de consulter un psychiatre. Comme ce dernier était plus intéressé par la relation de Linda à son père qu'elle ne l'était elle-même, elle arrêta de le voir. Les six années suivantes, elle dut supporter les stigmates de sa « frigidité ».

Jusqu'au jour où une myographie vaginale révéla que son muscle pubo-coccygien se contractait et se relâchait par spasmes, sans qu'elle ne s'en rende compte. La mesure du pouvoir de contraction sur dix secondes accusa une variation importante, de 25 microvolts pour le maximum contre 5 pour le minimum.

La thérapie corrective fut relativement simple. Linda put contrôler par autoréaction son pubo-coccygien et acquérir la conviction que ses nerfs étaient intacts. Puis, on lui enseigna les exercices de Kegel et on l'incita à pratiquer le biofeedback pendant une heure environ. Après lui avoir expliqué le phénomène d'inconscience engendré par l'éducation, on l'encouragea à faire participer son mari à ses exercices quotidiens du pubo-coccygien. Une semaine plus tard, à l'occasion d'une visite de contrôle, elle était déjà en mesure de commander correctement son muscle et promit de continuer à s'exercer à la maison. Elle se disait ravie de savoir que le problème n'était pas « dans sa tête ».

Nous avons donc traité des quelques anomalies qui peuvent affecter le muscle pubo-coccygien : il peut s'atrophier, s'affaiblir, être trop tendu, ou mal contrôlé. Mais bien entendu, il peut aussi être en parfait état. Si vous ne souffrez d'aucun des problèmes décrits et que vous n'êtes pas dans la tranche d'âges qui vous amènerait à envisager l'entraînement du muscle pubo-coccygien comme un moyen d'éviter un traitement hormonal pour améliorer la lubrification vaginale, vous pouvez entreprendre néanmoins les exercices musculaires en vue de rendre les rapports plus assouvissants.

Alors que la recherche en matière de sexologie en était à ses balbutiements, on considérait généralement que l'activité vasculaire (la circulation sanguine) était le mécanisme « primaire » de la réponse sexuelle. Or, les observations au myographe vaginal, et avec un petit myographe rectal pour les hommes, ont permis de démontrer que le muscle pubo-coccygien était le siège d'une activité intense avant même que n'intervienne une réponse érectile chez l'homme ou lubrifiante chez la femme. Pour ce qui est de la conscience de l'activité musculaire interne, les femmes sont aussi très proches des hommes : les individus des deux sexes ignorent les petites convulsions qui agitent le muscle pubo-coccygien et qui constituent le tout premier stade de la réponse sexuelle.

Lorsqu'une femme contracte son muscle pubo-coccygien, le sang afflue dans les tissus vaginaux *après* chaque contraction, ce qui provoque un assombrissement des tissus et une lubrification. Les médecins conseillent aux femmes qui lubrifient lentement de faire patienter leurs partenaires jusqu'à ce qu'elles se sentent « prêtes ». Pour notre part, notre expérience nous porte plutôt à conseiller une stratégie active, en apprenant à exercer le muscle pubo-coccygien et donc, à accélérer le processus de lubrification. Cette option peut être particulièrement souhaitable pour les femmes qui, passé un certain âge, ont une lubrification insuffisante des parois vaginales. Selon un article du Dr Edward Brecher, passé la ménopause, l'application de crèmes aux œstrogènes pour lubrifier le vagin multiplie par neuf le risque de cancer vaginal chez les femmes. Or, l'entraînement du muscle pubo-coccygien est tout aussi efficace, mais sans risque de cancer. Pendant des années, des médecins ont détruit chez leurs patientes les moyens de contrôle du muscle pubo-coccygien. Pour cela, trois grandes techniques ont été employées – la chirurgie, les produits chimiques, et l'électricité (la première étant de loin la plus courante). En chirurgie, pour résoudre des problèmes d'incontinence de stress [4], près de cinquante types d'interventions ont été pratiquées sur le muscle pubo-coccygien ou les régions périphériques. Durant le deuxième tiers de notre siècle, les interventions étaient plutôt sommaires. En règle générale, on se contentait de sectionner le muscle pubo-coccygien et de le ligaturer, en prévoyant qu'un renflement de tissu se formerait pour opposer plus de résistance à la miction. Par la suite, si le muscle se relâchait de nouveau, on le recoupait, en espérant cette fois encore qu'une boule de tissu apparaîtrait. Déjà pourtant, certains gynécologues conseillaient des exercices plutôt que de recourir à la chirurgie [5]. Aucune recherche n'a été conduite pour évaluer les répercussions possibles des interventions chirurgicales sur la réponse sexuelle, et l'on sait bien peu de choses sur les dégâts qui peuvent être occasionnés.

Dans un passé récent, les procédures chirurgicales sont devenues beaucoup plus sophistiquées. Avant d'opérer, on étudie aux ultra-sons et aux rayons X la longueur, l'inclinaison, la forme et la taille de l'urètre. Mais la méthode

---

4. Thomas H. Green, « Urinary Stress Incontinence ». Cf. aussi E. A. Graber, « Stress Incontinence in Women ».

5. Martin Weisberg, « Lax Vaginal Muscles ».

reste la même : on intervient sur l'urètre ou les tissus musculaires, en ne mettant que peu – ou pas du tout – la patiente à contribution.

De nombreux médecins ont reproché à leurs confrères chirurgiens d'avoir le bistouri trop facile et recommandent de commencer par une chimiothérapie avant de recourir à l'intervention chirurgicale. L'absorption de médicaments vise à neutraliser l'activité musculaire à l'origine des pertes. Mais ce traitement pas plus que la chirurgie ne remédie au manque d'exercice du système musculaire qui est à l'origine du problème.

L'électrothérapie quant à elle a fait son apparition au lendemain de la Seconde Guerre mondiale et depuis, elle a été utilisée au coup par coup. Des électrodes comparables à celles des machines amaigrissantes des années 50, stimulaient l'activité musculaire. Tandis que certains chercheurs appliquaient à leurs patients des chocs ponctuels de haute tension, d'autres s'efforçaient d'isoler les fréquences naturelles de la région (la technique de stimulation est comparable à celle d'un pacemaker cardiaque). Dans les deux cas, la patiente s'en remettait entièrement à un traitement peu efficace contre l'incontinence.

Dans un passé plus récent, toute une gamme de dispositifs bon marché a été mise au point, ils consistent à introduire des électrodes directement dans le vagin de la patiente. Ils fonctionnent sur piles et leur sécurité d'emploi à domicile est totale. Nous en avons essayé quelques-uns parallèlement à une thérapie de biofeedback (dite « douce »), mais nos patientes trouvaient leur usage si désagréable (plusieurs d'entre elles refusèrent catégoriquement de poursuivre le traitement), que nous n'avons recours à eux que très rarement. Une rédactrice les a même baptisés « les mini-aiguillons à bestiaux ».

Les quelques rares études qui ont été publiées visant à démontrer l'efficacité de ces dispositifs de stimulation électrique comportent toutes de sérieux défauts méthodologiques. Dans chacune de celles que nous avons compulsées, le traitement à l'électricité est combiné à des exercices de Kegel, et il est impossible de déterminer si les progrès sont dus à l'électrostimulation et aux exercices, ou seulement aux exercices. Dans la mesure où rien ne prouve que l'électrostimulation apporte quoi que ce soit aux exercices, ceux-ci nous semblent plus souhaitables. D'autant qu'ils reviennent moins cher, sont plus sûrs, et bien plus agréables.

Si vous voulez en savoir plus sur l'état de votre muscle pubo-coccygien, il faut commencer par replonger dans votre passé. Dans des moments de tension, vous est-il arrivé de perdre quelques gouttes d'urine – par exemple, en riant, en faisant du sport, en courant, ou en sautant ? Si tel est le cas, il se peut que votre pubo-coccygien soit faible ou légèrement atrophié. Avez-vous déjà éprouvé des difficultés à atteindre à l'orgasme ? C'est aussi un symptôme de faiblesse du muscle. En revanche, si vous souffrez de douleurs au bas du dos, d'infections vaginales ou urinaires fréquentes, que la pénétration vaginale vous fait mal, ou que votre vagin manque de sensibilité, une tension pelvienne chronique peut en être la cause. Si, durant la période de menstruation, des crampes se font sentir, ou que votre réponse sexuelle varie fortement, un mauvais contrôle du muscle en est peut-être la cause.

Le fait de savoir ce que votre partenaire perçoit quand il est avec vous peut être d'une aide précieuse. Si, chaque fois que vous contractez volontairement votre pubo-coccygien durant le coït, ce partenaire vous le dit, vous pourrez éliminer le problème de contrôle musculaire. De la même façon, si votre partenaire vous fait remarquer que vous êtes « bien ajustée », votre faiblesse au niveau du pubo-coccygien ne sera bientôt plus qu'un souvenir. Mais si ce même partenaire vous fait savoir (en vous le disant, ou par des gestes) qu'il ou elle ne sent pas grand-chose, une faiblesse du pubo-coccygien est probable.

Rebecca et son mari ont pris rendez-vous dans une clinique parce que celui-ci se plaint du fait qu'elle a le vagin détendu à tel point qu'il ne sent pas quand son pénis s'est retiré. Même s'il exagère, le problème n'en est pas moins réel. Après deux semaines d'entraînement en biofeedback, le mari de Rebecca se plaint que de « fenêtre ouverte », elle est devenue un « trou de serrure »! La première réaction du thérapeute est de se dire que « certains hommes ne sont jamais contents »; mais après avoir contrôlé le muscle pubo-coccygien de Rebecca au myographe vaginal, il se rend à l'évidence qu'il faut qu'elle apprenne à contracter et à détendre son muscle. Jusque-là, elle n'a appris qu'à serrer son pubo-coccygien; le prochain travail consistera donc à le contrôler et à le relâcher.

Quant à vous, après avoir revu votre « passé », il vous faut maintenant localiser votre pubo-coccygien. Vous pouvez effectuer cette opération soit seule, soit avec l'aide d'un partenaire. Dans un premier temps, nous vous suggérons de vous munir d'un petit miroir pour vous examiner. Certaines femmes n'éprouvent pas la moindre gêne à regarder leurs organes génitaux; mais nombreuses sont celles qui se sentent encore gênées de les regarder que de les toucher. Les hommes, pour leur part, ne connaissent pratiquement pas ce problème, étant tout à fait habitués à voir leurs attributs. Si vous vous sentez gênée, ou que vous appréhendez de regarder à cet endroit, dites-vous qu'après tout, les organes génitaux font partie de votre corps et que vous ne devez en aucun cas avoir honte de ce dont la nature, ou Dieu, vous ont fait don. Cela dit, nous comprenons parfaitement qu'il soit plus facile de conseiller que de mettre en pratique, sachant que l'éducation et la société en général ont appris à la plupart d'entre nous, et des hommes aussi, à avoir honte de cette partie de leur corps.

Pour découvrir votre muscle pubo-coccygien, allongez-vous sur le dos et tenez le miroir de façon qu'il vous renvoie l'image de vos organes génitaux. Si vous les voyez pour la première fois, prenez quelques minutes et tâchez d'en reconnaître les différentes parties – le vagin, le clitoris, les lèvres, l'urètre, et l'anus.

Une fois que vous arrivez à vous regarder avec plus d'assurance, et que vous êtes familiarisée avec ce que vous voyez, contractez (comme pour vous retenir de faire pipi) et poussez (comme si cela venait des entrailles) alternativement. Si vos muscles sont suffisamment forts et que vous les contrôlez bien, vous verrez le périnée rentrer et sortir à chacun des mouvements de contraction et de poussée. Toujours en surveillant cette zone, vérifiez si votre estomac, vos fesses, ou vos muscles des cuisses bougent aussi. Si tel est le cas, cela signifie que vous ne savez pas isoler le pubo-coccygien.

Il y a une différence entre ce qui est à faire pour exercer votre muscle pubo-coccygien, ou pour éprouver de la jouissance. En règle générale, pour tout ce qui est sexuel, plus les muscles interviennent, mieux ça vaut. C'est ce qui explique que les femmes « actives » sexuellement parlant peuvent, dans un premier temps, éprouver des difficultés à actionner séparément le pubo-coccygien. Quoi qu'il en soit, pour l'exercer correctement en vue d'améliorer son efficacité, vous devez d'abord apprendre à le bouger indépendamment des autres muscles. Plus il sera autonome, plus l'entraînement sera fructueux, et moins il sera fatigant.

La phase suivante de votre exploration nécessite aussi l'usage du miroir. La plupart des femmes sont capables de cambrer le bassin en écartant les jambes, de façon à entrouvrir l'entrée du vagin. Si vous êtes de celles-ci, avec un bon éclairage, en contractant et en relâchant alternativement le muscle pubo-coccygien, vous pourrez observer un mouvement d'ouverture et de fermeture de l'entrée du vagin. Cela vous permettra d'évaluer votre capacité de contrôle, ainsi que la force du muscle. Si vous n'arrivez pas à vous relaxer suffisamment pour ouvrir l'entrée du vagin, c'est peut-être le symptôme d'une tension pelvienne chronique.

Le troisième stade de votre travail d'évaluation consistera à utiliser vos doigts pour explorer le vagin. Il vous sera relativement aisé de localiser votre pubo-coccygien en introduisant un doigt dans le vagin (ou dans le rectum, si vous êtes un homme). En enfonçant le doigt, contractez et relâchez alternativement le pubo-coccygien (comme vous l'avez fait précédemment en vous regardant dans le miroir), pour le sentir. Les parois vaginales sont à peu près lisses, mais avec vos doigts, vous devez pouvoir sentir le muscle pubo-coccygien tout autour, sous la surface, à une profondeur de trois à six centimètres de l'ouverture. Pliez légèrement le doigt et appuyez sur la paroi vaginale par intervalles d'environ un centimètre le long d'un même axe à partir de l'ouverture et en avançant en profondeur, vers le col (c'est-à-dire, l'entrée) de l'utérus. A chaque toucher, contractez le pubo-coccygien, jusqu'au moment où vous le sentirez bouger.

Selon Kegel, un pubo-coccygien en bonne condition peut être de l'épaisseur de trois doigts; s'il est faible, il peut être « aussi étroit, aussi fin qu'un crayon ». En tâtant la paroi vaginale par intervalles d'un centimètre, on perçoit normalement les mouvements du muscle en au moins un, deux, voire trois endroits. De plus, vous devez sentir quand vous appuyez en aval du pubo-coccygien, quand vous l'avez dépassé; en palpant autour, appuyez aussi de l'autre côté. Si le fait d'avoir à vous manipuler le vagin vous indispose, un vibromasseur électrique vous rendra la localisation du muscle pubo-coccygien plus aisée. Un peu d'habitude vous mettra en confiance et vous aidera à surmonter la répulsion que vous inspire le fait de vous toucher.

Après avoir procédé avec un seul doigt, pratiquez maintenant le « test des deux doigts ». Introduisez deux doigts raides et collés l'un à l'autre, aussi profond que vous le pouvez sans que ce soit douloureux. Ensuite, écartez les doigts en ciseau, et en contractant le pubo-coccygien, essayez de forcer vos doigts à revenir l'un contre l'autre. Si vous y parvenez, c'est parfait. Sinon, lisez attentivement ce qui suit, car vous avez besoin d'exercice.

Si vous pratiquez ces exercices avec un partenaire, qu'il commence par vous explorer avec un doigt, puis deux. Dans le même temps, essayez d'évaluer la force du muscle et de sentir si certaines régions du vagin sont plus sensibles que d'autres au toucher.

Il faut savoir qu'en aucun cas, l'examen digital ne doit servir à comparer la vitalité du pubo-coccygien de deux personnes, sachant que des différences anatomiques au niveau de la taille du vagin, et des facteurs comme la quantité totale de graisse contenue dans le corps, influent fortement sur les sensations du sujet. De plus, comme il a déjà été dit, il n'existe aucune relation déterminée entre la taille du vagin et la force du pubo-coccygien. Une femme peut très bien avoir un vagin ample et une très bonne musculature, tandis qu'une autre aura un petit vagin, serré, aux muscles faibles.

Certaines femmes ont pris l'habitude de *ne* faire travailler leurs muscles pelviens *que* dans un contexte sexuel, et peuvent, de ce fait, éprouver des difficultés à les contrôler sans motivation sexuelle et, pire encore, lors d'examens cliniques. Il y a deux ans, nous procédions à une étude du pouvoir de contraction de la musculature pelvienne au moyen d'un myographe vaginal ; certains sujets étaient examinés dans un cabinet de thérapeute animateur de biofeedback et étaient installés dans un fauteuil inclinable ; d'autres furent reçus dans une clinique, où on les installa sur une table gynécologique normale. Une des volontaires fut testée aux deux endroits, au cabinet et à la clinique : les résultats de l'examen sur la table gynécologique étant beaucoup plus faibles, il nous fallut revenir en arrière et vérifier nos données. Pas de doute, le pouvoir de contraction du muscle variait fortement selon le cadre ambiant.

Une autre méthode très efficace pour jauger le pubo-coccygien consiste à essayer d'interrompre la miction. Si la musculature est en bonne condition et que vous la contrôlez bien, vous pouvez commencer à uriner et vous arrêter au moment exact où vous le décidez. Toutefois, si vous n'y parvenez pas à la première tentative, ne désespérez pas. L'apprentissage de la contraction (et de la détente) du muscle approprié fait partie de l'exercice.

Nous avions une raison essentielle pour insister tant sur l'importance d'une évaluation précise du pubo-coccygien avant d'entreprendre la description des exercices à exécuter. Ayant entendu parler des exercices de Kegel, nombreuses sont les femmes qui ont passé des mois, voire des années, à faire travailler les mauvais muscles, et qui donc, n'ont pas fait le moindre progrès.

Betsy est une infirmière d'une quarantaine d'années ; pendant près de dix ans, elle a pratiqué ce qu'elle croyait être des exercices de Kegel. Elle finissait par être convaincue qu'elle avait un gros problème au niveau de la vessie, puisque malgré son zèle à s'entraîner, au lieu de disparaître, son incontinence de stress allait sans cesse en s'aggravant. Enfin, elle se décida à consulter un thérapeute animateur de biofeedback; les premiers tests au myographe vaginal suffirent à révéler la faiblesse de son pubo-coccygien. C'est alors que l'évaluation de sa façon de pratiquer les exercices de Kegel montra qu'au lieu d'entraîner son pubo-coccygien, elle faisait travailler ses muscles fessiers et abdominaux. Un entraînement de biofeedback renforça correctement le pubo-coccygien et mit fin à l'incontinence de stress. Et, progrès encore plus précieux pour Betsy, à l'issue de quelques mois d'un entraînement suivi, elle devint capable d'atteindre à l'orgasme par la simple stimulation vaginale, ce qu'elle avait justement toujours espéré, sans pour autant y parvenir.

L'histoire de Betsy est très significative, car elle montre que même un professionnel de la médecine – qui, donc, a étudié l'anatomie – risque de confondre les muscles à exercer sans s'en rendre compte, et peut souffrir des mêmes déficiences physiques que quiconque.

Une fois que vous avez localisé et « jaugé » votre pubo-coccygien, que ce soit aux doigts, ou en essayant d'arrêter la miction, il ne vous reste plus qu'à vous exercer.

Il existe deux façons de faire travailler le pubo-coccygien, avec ou en l'absence d'un gadget contentif dans le vagin. Toutefois, la présence de cet objet que le muscle pourra serrer ou relâcher est très bénéfique. Lorsque Kegel conseillait à ses patientes de s'exercer, il leur recommandait l'usage de son périnéomètre. Le fait de s'exercer « à vide » permet de s'habituer à bander plus facilement le pubo-coccygien tout en ayant le vagin humide, mais ne corrigera pas un muscle atrophié qui a besoin de gagner en taille et en force.

Il semble que Kegel n'ait jamais fourni à ses patientes

de livrets d'exercices; cependant, on trouve dans ses notes cliniques une description des exercices prescrits, qui étaient différents pour chaque cas. On rencontre donc une très large variété d'instructions différentes, tant parmi celles qui étaient données par les médecins que celles qui ont été couchées sur papier.

Si certains médecins estimaient que les exercices n'étaient pas un moyen efficace de corriger les problèmes physiques, c'était sans doute parce que, sans directives détaillées, ils n'étaient pas en mesure d'indiquer à leurs patientes comment s'entraîner. Pour prendre un exemple, ils omettaient souvent de conseiller l'usage d'un gadget contentif.

Quel appareil peut-on conseiller et où peut-on se le procurer? Tout d'abord, son acquisition n'est pas nécessairement un investissement; d'autant que votre propre doigt conviendra parfaitement. Dans le commerce, il existe tout un éventail de gadgets, du pénis en plastique au vibromasseur; certains, qui sont apparus récemment sur le marché, n'ont ni les formes, ni les couleurs de gadgets érotiques. Si la fréquentation des magasins spécialisés vous indispose, vous pouvez très bien commander par correspondance (cf. l'Appendice A à ce sujet). Quel que soit le gadget que vous choisissez, il doit être plutôt ferme, tout en gardant une certaine souplesse. Divers témoignages indiquent que les appareils en plastique dur, tels que les vibromasseurs en forme de pénis, provoquent des irritations.

Dans un premier temps, nous parlerons de l'entraînement avec un gadget contentif. Dans la mesure où l'acquisition d'une bonne maîtrise du pubo-coccygien réclame un entraînement suivi et régulier, vous y consacrerez au minimum un quart d'heure par jour. Choisissez un moment où vous ne risquez pas d'être interrompue. Si besoin est, placez un petit papier « Ne pas déranger » sur la porte, enfermez-vous à double tour et décrochez le téléphone. Maintenant, commençons l'exercice.

Après avoir introduit le gadget contentif, serrez le pubo-coccygien pendant trois secondes, puis relâchez durant une période égale. Répétez l'opération une dizaine de fois. Si au début, vous éprouvez des difficultés à maintenir le muscle serré durant trois secondes, contentez-vous de le maintenir contracté durant deux ou même une seconde. Quand vous sentez que vous avez déjà plus de force et d'endurance, augmentez progressivement le temps de contraction, jusqu'au moment où vous tiendrez dix secondes. Mais n'oubliez pas l'intervalle de relaxation : il est aussi important que la contraction. Après avoir effectué une série de dix contractions et relaxations, faites quelques petits mouvements rapides du pubo-coccygien. Serrez et relâchez le muscle aussi vite que possible pendant quelques minutes. Au début, vous éprouverez peut-être quelque difficulté à savoir si le muscle se contracte ou se relâche, mais bientôt, vous vous sentirez plus à l'aise. Une patiente mélomane nous a même dit que c'était un peu comme apprendre à exécuter un trille au piano. En écoutant son disque favori, elle s'entraînait à contracter son pubo-coccygien en rythme. Bientôt, étant devenue suffisamment experte, elle mimait un morceau avec son muscle et demandait à son mari de deviner ce qu'elle jouait.

Combien de contractions devez-vous faire en une séance ? Kegel affirmait que trois cents contractions *par jour* étaient nécessaires pour une amélioration sensible (il parlait des contractions contrôlées au périnéomètre et dont chacune durait plusieurs secondes), mais qu'un nombre excessif de contractions n'était pas souhaitable, tout au moins durant les premières semaines. Comme pour tout travail d'entraînement, la prudence réclame une mise en route progressive, pour ne pas endommager les muscles. Après quelques semaines, trois cents contractions journalières, réparties en trois séries d'une centaine, constituent un bon objectif pour un traitement efficace. Il est préférable que l'entraînement dure plus longtemps, plutôt que de faire trop de contractions à la fois, car on risque de bientôt trouver ces exercices trop fastidieux – ce qui en fait renoncer beaucoup avant d'avoir atteint l'objectif.

L'entraînement sans gadget contentif présente le gros avantage de pouvoir être pratiqué n'importe où et n'importe quand, sans que personne ne se rende compte de ce que vous êtes en train de faire. Les exercices décrits plus haut, mais cette fois « à vide », peuvent être accomplis en conduisant votre voiture, en dînant, en écoutant un discours, en jouant au bridge, ou en tapant à la machine. C'est ce que nous appellerons l'entraînement « spontané ». Nos études nous ont montré que souvent les femmes qui disent aimer le sexe et qui ont des rapports fréquents et réguliers exercent leur pubo-coccygien chaque jour.

Pour ne pas oublier vos exercices quotidiens, vous pouvez prévoir un pense-bête, par exemple en collant un petit point de couleur sur votre porte-documents, sur le téléphone, le réfrigérateur, sur une pendule, ou une lampe. Chaque fois que vous voyez le petit repère, contractez le pubo-coccygien plusieurs fois. Une autre méthode, tout aussi efficace, consiste à utiliser un événement qui se répète plusieurs fois au cours d'une journée. Telle cette représentante de commerce qui a pris l'habitude de faire quelques contractions chaque fois qu'elle s'arrête à un feu rouge. Ou cette autre, agent de change, qui accomplit plusieurs contractions rapides quand le téléphone sonne. Vous pouvez en faire autant : prenez un événement qui se répète plusieurs fois dans la journée, et habituez-vous à contracter votre muscle à chaque fois.

Que vous ayez opté pour les exercices fixes ou spontanés, surveillez bien vos réactions. Beaucoup de femmes serrent inconsciemment le pubo-coccygien dès qu'elles pensent à quelque chose ayant un rapport avec le sexe. Et cela peut se solder par une lubrification du vagin. Chez d'autres, la lubrification survient dès qu'elles ressentent une attirance sexuelle, et leur pubo-coccygien se tend sans qu'elles s'en rendent compte. Si votre muscle est faible, ou si vous ne savez pas le contrôler, cela signifie que vous ne l'entretenez pas. Après un entraînement régulier étalé sur plusieurs semaines, il peut être bon de refaire le test aux doigts, ou d'essayer d'arrêter la miction, pour voir si vous trouvez une différence par rapport à la première fois, avant de commencer les exercices. Une vérification de vos progrès peut être importante car la moindre amélioration vous encouragera et vous incitera à continuer, sachant qu'il est trop tentant de se décourager et d'abandonner en cours de route. Avec ces exercices qui ne sont pas sous contrôle médical, il vous faudra peut-être un ou deux mois avant que de réels progrès ne se fassent sentir.

Si vous connaissez un médecin disposant d'un appareil de mesure de la force du pubo-coccygien, il vous sera d'une aide précieuse; ce contrôle sera même essentiel pour les femmes souffrant de problèmes qui nécessitent une évaluation ou un entraînement du pubo-coccygien. En règle générale, le matériel, comme le myographe vaginal, est trop onéreux pour que l'on puisse se permettre d'en posséder un personnellement; il offre pourtant de gros avantages. En tête, l'on trouve la fiabilité optimale du diagnostic. Le muscle est-il trop faible, ou est-il contracté de façon chronique? En outre, cet équipement permet de s'assurer que le muscle que l'on fait travailler est le bon. Enfin, c'est le moyen d'obtenir les résultats quantitatifs et donc, de comparer les progrès accomplis d'une semaine sur l'autre. Avec un appareil à lecture numérique ou à enregistrement sur papier, vous connaîtrez vos moindres progrès et vous en serez stimulée d'autant. L'expérience montre qu'en l'absence d'un contrôle efficace, le taux d'abandons et d'échecs se trouve nettement multiplié et, dans le meilleur des cas, les progrès sont plus lents.

Quoi qu'il en soit, il serait bon que, s'il perçoit une évolution, votre partenaire vous le dise. Si votre relation est hétérosexuelle, contractez le pubo-coccygien durant le coït. Demandez à votre partenaire s'il sent quelque chose. Selon l'état de faiblesse du groupe de muscles au début de l'entraînement, il faudra peut-être quelques jours, voire quelques semaines, avant que vos contractions soient ressenties. Si le partenaire est vraiment quelqu'un de confiance, vous pouvez inverser les rôles, en lui demandant de contracter son pubo-coccygien tandis qu'il vous pénètre. Ainsi, il apprendra à mieux bander son muscle et à coller son pénis contre son nombril; peut-être même parviendra-t-il à stimuler votre point G par le pénis. Si vous ne percevez pas ses contractions, c'est qu'il a lui aussi bien besoin de lire ce chapitre et de s'exercer régulièrement.

Surtout rappelez-vous que sans une bonne *régularité* de

cet entraînement, vous n'avez aucune chance de faire des progrès. Prenons un exemple :

Marcy ne voyait pas spécialement l'intérêt d'exercer son pubo-coccygien, ni même d'améliorer sa réponse sexuelle, mais puisque son ami insistait, elle est venue nous consulter trois ou quatre fois en l'espace de six mois. A chaque contrôle, la mesure au myographe vaginal indiquait une nette faiblesse du muscle (la lecture était de l'ordre de 3 microvolts). Elle reconnaissait d'ailleurs n'avoir pas fait d'exercices : si elle venait, c'était parce que son ami le voulait. Par la suite, elle l'a quitté et n'est jamais revenue nous voir.

A l'inverse, un entraînement sérieux peut apporter une amélioration d'une rapidité tout à fait étonnante :

Dorothy est une jeune maman; elle s'occupe beaucoup de ses enfants et le sexe l'intéresse de moins en moins. Son mari prend une maîtresse, au contact de laquelle il découvre les bienfaits d'une musculature pubo-coccygienne forte. Bientôt, il parle de sa liaison à sa femme et menace de demander le divorce si elle ne consulte pas un médecin pour remédier à sa faiblesse musculaire.

Dorothy, qui est très croyante, est bouleversée d'apprendre que son mari la trompe; mais d'un autre côté, elle reconnaît qu'elle a un problème. Après avoir compulsé des livres sur le sujet, elle va consulter son gynécologue et, à l'occasion de l'examen pelvien, elle lui demande son opinion sur l'état de son pubo-coccygien. A sa stupéfaction, son médecin ne savait pas de quoi elle voulait parler.

Déçue, pendant six mois elle essaya de s'entraîner à sa façon, mais sans grand succès. Puis, elle entendit parler d'un thérapeute spécialisé en biofeedback et qui pratiquait la myographie vaginale : elle prit rendez-vous. Voici ce qu'il dit d'elle : « C'est la meilleure patiente que j'aie jamais traitée. Elle était bel et bien

motivée par la peur d'être damnée et d'aller en enfer. Elle voulait absolument sauver son foyer et, comme elle était persuadée que, si elle risquait le divorce, c'était parce qu'elle avait toujours négligé son pubo-coccygien, elle s'entraînait comme une perdue. Avant l'entraînement, la mesure indiquait une nette faiblesse du muscle; une semaine plus tard, quand elle est revenue après un entraînement quotidien d'environ 300 contractions de dix secondes, les résultats étaient déjà meilleurs que chez une Américaine moyenne. A l'issue de la deuxième semaine, la mesure donnait entre 19 et 20, et elle rejoignait le rang des deux pour cent de femmes qui ont fait le mieux parmi nos patientes. »
Le couple avait aussi d'autres problèmes qui ont pu être traités par une thérapie maritale, mais le mari de Dorothy ne s'est plus jamais plaint d'un relâchement musculaire chez sa femme.

Dans ce même chapitre, nous avons dit précédemment qu'un entraînement du muscle pubo-coccygien n'a « pas d'effets secondaires nuisibles ». En réalité, cet entraînement comporte un risque, et peut engendrer bien des problèmes : le travail du muscle pubo-coccygien peut provoquer une excitation sexuelle, à laquelle une femme n'est généralement pas préparée. Lorsqu'ils prescrivent ces exercices pour des raisons thérapeutiques, par exemple pour soigner une incontinence de stress, les médecins omettent presque toujours de prévenir leurs patientes que leur sensibilité sexuelle s'en trouvera vraisemblablement accrue. Ainsi, ce qui est censé procurer du plaisir et améliorer les conditions de santé peut devenir la source d'une anxiété et d'un sentiment de culpabilité.

Au cours de nos travaux, nous avons interrogé des centaines de femmes qui, à un moment ou à un autre, avaient essayé de pratiquer par elles-mêmes des exercices, et qui avaient renoncé avant d'avoir résolu leur problème. Dans bien des cas, dont nous avons analysé les raisons du renoncement, nous avons constaté que cette excitation sexuelle inattendue était un facteur déterminant.

Dans la mesure où les femmes qui ont entrepris un entraînement de leur pubo-coccygien et perçoivent une augmentation de leurs besoins sexuels, sont loin de faire exception, le « problème » de l'excitation accrue par les exercices est de savoir qu'en faire. Bien entendu, si votre partenaire n'est pas effrayé par cette nouvelle soif d'érotisme de votre côté, pas de problème : chacun y trouvera son bonheur. Autrement, il vous reste la possibilité de vous masturber.

La masturbation est un sujet qui prête à controverse. La grande majorité des femmes ont appris dès leur plus jeune âge à ne pas toucher leurs organes génitaux. Certaines religions enseignent qu'il est coupable pour une femme – comme pour un homme – de s'adonner à ces pratiques. Il est certain que pour les individus qui pratiquent ces religions, la masturbation n'est pas une solution au « problème ». Mais il existe aussi une attitude plus positive qui consiste à considérer la masturbation comme une activité naturelle et plaisante, que l'on commence à exercer dès le plus jeune âge : on estime alors que les « excès » sont le résultat, et non la cause, des autres problèmes.

Selon nous, la pratique de la masturbation a des raisons significatives, tant physiques que psychologiques – c'est en effet le meilleur moyen de savoir très exactement comment notre corps réagit. C'est aussi par elle que l'on peut essayer de nouvelles caresses, « tester » de nouvelles régions sensibles, et expérimenter de nouvelles formes d'érotisme. Avec elle disparaît la contrainte d'attendre un partenaire quand vous n'en connaissez aucun qui vous convienne. De plus, la pratique de la masturbation est un moyen de mieux se connaître et de faire partager ses découvertes à un partenaire. Si vous hésitez à partager avec un partenaire, vous pouvez vous interroger sur la relation elle-même.

Aux États-Unis, seulement un tiers des femmes se masturbent à peu près régulièrement, contre deux tiers d'hommes. Dans l'ensemble, les femmes qui pratiquent régulièrement la masturbation semblent être moins sujettes à des problèmes musculaires que celles qui s'abstiennent. Ici, deux facteurs peuvent intervenir. D'une part, les femmes qui se masturbent sont probablement plus proches de leurs sensations au niveau du pelvis, d'autre part, si elle aboutit à l'orgasme, la masturbation assure un entretien du pubo-coccygien, ce qui se solde par une conscience accrue des sensations génitales. La spirale peut agir dans les deux directions : un manque de sensations décourage la pratique de la masturbation, qui réduit l'exercice du muscle pubo-coccygien et finalement, provoque son affaiblissement, voire son atrophie.

Nous avons consacré la majeure partie du présent chapitre aux muscles pubo-coccygiens de la femme, sachant que dans notre société, plus de femmes que d'hommes souffrent d'une sérieuse insuffisance à ce niveau. Bien qu'il n'entre pas dans le cadre de cet ouvrage d'en chercher les raisons, certaines sont évidentes. Néanmoins, nombreux sont les hommes dont le pubo-coccygien est trop faible. Une période réfractaire (l'intervalle durant lequel une nouvelle érection est impossible) se prolongeant excessivement, est révélatrice de cette insuffisance. De récentes recherches ont apporté la preuve qu'un homme dont le pubo-coccygien est fort, est tout aussi capable qu'une femme de connaître l'orgasme multiple.

De la même façon qu'une femme tâte l'intérieur de son vagin, pour détecter son pubo-coccygien, l'homme doit fouiller dans son rectum. Il peut lui aussi recourir au test avec les doigts, essayer de retenir le jet d'urine, et pratiquer les exercices spontanés : ils lui seront tout aussi bénéfiques qu'à une femme. Perry a conçu un myographe rectal, plus petit que le myographe vaginal et qui est destiné à aider les hommes (ou les femmes souffrant de vaginisme), à s'habituer à contrôler leurs muscles pubo-coccygiens. Cet entraînement à alterner des périodes prolongées de contraction et de relaxation, ainsi que des spasmes rapides du pubo-coccygien est aussi bénéfique pour les hommes que pour les femmes. Les hommes peuvent aussi pratiquer un autre exercice, dit « coup de la serviette », qui consiste à suspendre une petite serviette au pénis en érection et à la soulever puis à l'abaisser en contractant le muscle. Si la serviette pèse trop, la remplacer par une plus légère. Si là aussi le muscle se montre trop faible, commencer l'entraînement avec un mouchoir. Dans la mesure où, pour accomplir avec succès cette expérience, il faut que le pénis soit fermement en érection, dans un premier temps, il est préférable de s'isoler, car l'anxiété est l'ennemi numéro un de l'érection du pénis.

En se penchant sur l'histoire de la sexologie, on constate que la découverte de l'importance de la vitalité de la musculature pelvienne n'a absolument rien de nouveau. Dès 1926, van de Velde publiait ce qui devait être le plus populaire des manuels de sexualité pendant un quart de siècle :

Ideal Marriage : its Physiology and Technique. Jusqu'aux grands travaux de Masters et Johnson, ce livre a connu plus de quarante éditions et aidé des millions de personnes. Près de soixante ans plus tard, bien que l'anatomie et la physiologie humaines aient moins de secrets – par exemple en ce qui concerne le rôle des hormones – nul n'a encore compris mieux que van de Velde la sexualité humaine.

De fait, van de Velde avait parfaitement perçu l'importance d'une bonne maîtrise du muscle pubo-coccygien et avait su décrire en détails ce que les chercheurs des générations suivantes n'ont fait que redécouvrir : à savoir que certaines femmes sont « particulièrement aptes et expertes pour contrôler ce muscle à volonté – ce qui est une faculté extrêmement précieuse pour la technique des rapports sexuels... Toutefois, les femmes – toutes, ou presque – négligent l'entraînement de leur plate-forme pelvienne [6] ». Une sexagénaire raconte que, quand elle était jeune, ayant lu van de Velde, elle en parla à sa meilleure amie ; par la suite, au lieu de passer leur samedi après-midi au cinéma, elles s'entraînaient à faire travailler leurs muscles pubo-coccygiens. L'une disait, « Là, je suis en train de le faire » et s'adressant à l'autre « Toi aussi? » Grâce à cet entraînement, elle acquit une solide musculature pubo-coccygienne et devint multi-orgasmique. Mais n'ayant pas appris

6. Theodore H. van de Velde, *Le mariage parfait.*

à relâcher son muscle, elle connut aussi des accès de vaginisme.

Dans le cadre des examens gynécologiques de routine, van de Velde prescrivait régulièrement à ses patientes des exercices musculaires et menait campagne pour que tous ses confrères gynécologues « mettent à profit ces occasions inévitables dans la profession pour aider aussi leurs patientes dans ce sens [7] ». Hélas, à l'exception de Kegel, rares furent ceux qui suivirent sa recommandation.

Le mutisme obstiné de l'ensemble du corps médical sur la sexualité se poursuivit durant les années 40 et 50 et amortit considérablement l'impact qu'auraient pu avoir les travaux d'Arnold Kegel. Celui-ci avait suivi van de Velde et, à la fin des années 40, il confirma les observations de son prédécesseur et les compléta par l'élaboration d'un ensemble de conseils pour la remise en condition du muscle pubo-coccygien. En 1952, il avait déjà acquis une expérience clinique suffisante pour être convaincu que sa méthode était efficace et pouvait limiter considérablement la nécessité de recourir à la chirurgie pour éliminer les problèmes au niveau du pubo-coccygien.

Kegel publia toute une série d'articles au début des années 50, qui révélaient qu'avec son périnéomètre et par des exercices [8], il avait guéri quatre-vingt-six pour cent de 3 000 patientes souffrant d'incontinence de stress. Et il ajoutait que, dans presque tous les cas, le renforcement du pubo-coccygien et l'amélioration de son contrôle enrichissaient les réactions sexuelles. Des femmes connaissaient pour la première fois l'orgasme.

Kegel, comme Gräfenberg, fut un des grands perdants de la lutte de pouvoir intellectuel qui domina si souvent les cercles de la recherche scientifique. Il n'a plus rien publié après 1956, quand l'école du « tout clitoridien » de Masters et Johnson était en pleine ascension; c'est ainsi que Kegel et Gräfenberg n'ont été redécouverts que très récemment.

Même à l'heure actuelle, bien que les exercices de Kegel

---

7. *Ibid.*
8. Arnold H. Kegel, « Stress Incontinence of Urine in Women ».

soient pratiqués dans le monde entier, ils sont encore rarement prescrits par les médecins, hormis les animateurs de cours préparatoires à l'accouchement.

> Un des grands mystères de l'histoire de la sexualité réside dans le fait que bien que les « exercices de Kegel » soient pratiqués dans le monde entier pour le traitement de l'incontinence de stress, les composantes sexuelles des travaux de Kegel sont restées largement ignorées, même par des chercheurs aussi réputés que Kinsey ou Masters et Johnson [9].

Il est tout à fait regrettable qu'une équipe qui a influencé aussi profondément la recherche sexologique contemporaine ne donne pas aux découvertes de Kegel la reconnaissance qui leur est due.

Il fallut attendre 1979 pour connaître les premières statistiques et données scientifiques témoignant de la relation entre la force du muscle pubo-coccygien et l'aptitude à l'orgasme. Cette année-là, le Dr Benjamin Graber, Georgia Kline-Graber et une équipe de thérapeutes sexologues analysaient les données recueillies auprès de 281 femmes qui avaient été examinées à leur clinique. Les patientes étaient réparties en trois groupes : celles qui n'atteignaient jamais à l'orgasme, celles qui y parvenaient par une stimulation clitoridienne directe mais pas lors du coït, et celles qui connaissaient l'orgasme aussi bien par stimulation clitoridienne qu'à l'occasion du coït. Comme on pouvait le prévoir, les femmes qui pouvaient atteindre à l'orgasme aussi bien par la stimulation clitoridienne que vaginale étaient celles dont les muscles pubo-coccygiens étaient les plus forts (avec une lecture moyenne de 17 au périnéomètre de Kegel), et les sujets qui n'atteignaient jamais à l'orgasme étaient celles qui avaient la musculature la plus faible (une moyenne de 7 au périnéomètre). Quant au groupe intermédiaire, qui ne connaissait l'orgasme que par la stimulation clitoridienne, sa force musculaire se plaçait elle aussi dans la

---

9. Georgia Kline-Graber et Benjamin Graber, *Women's Orgasm*.

moyenne (environ 12 à l'indicateur). Les auteurs en conclurent que « chez les femmes qui n'atteignent pas à l'orgasme, un muscle circumvaginal est endommagé [10] ».

Les résultats obtenus par Graber abondent dans le même sens que les conclusions de Perry et Whipple. En s'appuyant sur l'examen de patientes au myographe vaginal, ils concluaient que plus ses muscles étaient forts, plus une femme avait de chances de connaître l'orgasme par stimulation vaginale.

Dans un autre Rapport, ils notaient que chez les femmes qui éjaculaient à l'occasion de l'orgasme (au moins une fois par orgasme), les contractions du muscle pubo-coccygien étaient nettement plus fortes que chez celles qui n'éjaculaient jamais [11].

Lors d'une récente conférence sur la thérapie par autoréaction, au cours d'un séminaire sur la thérapie médicale et les muscles, l'oratrice, une femme de grande notoriété aux États-Unis, fit circuler un livret avec les illustrations de centaines de muscles très détaillés. Ayant examiné ces illustrations, un participant demanda : « Pourquoi y a-t-il un grand cercle blanc dans la zone située sous le nombril et entre les cuisses ? »

« Oh, répondit l'animatrice visiblement embarrassée, à dire vrai, il y a dans le pelvis quelques muscles très importants, mais en règle générale, les thérapeutes n'en tiennent pas compte. »

Il y a en effet de bonnes raisons pour que les membres du corps médical et notamment les gynécologues et les

---

10. Georgia Kline-Graber et Benjamin Graber, « Female Orgasm : Role of the Pubococcygeus Muscle ». Cf. aussi Benjamin Graber (ed.) *Circumvaginal Musculature and Sexual Function.*

11. John D. Perry et Beverly Whipple, « Pelvic Muscle Strength of Female Ejaculators Evidence in Support of a New Theory of Orgasm ». Pour les vingt-quatre sujets féminins capables d'éjaculer, la myographie vaginale donnait une lecture moyenne de 12 microvolts, contre seulement 7 microvolts de moyenne pour les vingt-trois sujets inaptes à l'éjaculation : d'un point de vue statistique, la différence est considérable ($p = 0{,}0005$). A l'échelle de Kegel, en millimètres de mercure, les valeurs sont sensiblement du double de nos indications en microvolts. Cf. aussi, « Myographie vaginale », ch. 5.

médecins généralistes préfèrent toucher le moins possible les muscles sexuels de leurs patientes. La plus évidente étant la crainte d'être accusés de lascivité. Il est bien regrettable que notre société accepte cet état de choses au détriment de la santé. Ainsi, aux États-Unis, il est de coutume pour un psychologue de souscrire une assurance spéciale « fautes professionnelles » auprès de l'*American Psychological Association*. En l'occurrence, il est une catégorie d'incuries professionnelles non couverte par cette assurance : la poursuite en dommages-intérêts en cas d'accusation par le patient de tentative d'abus sexuel de la part du praticien. Sachant cela, on comprend qu'un médecin n'ait guère envie de s'attarder sur les muscles sexuels de sa patiente.

Cette situation est particulièrement regrettable dans la mesure où chez la plupart des individus, l'activité de ces muscles a des répercussions profondes sur les sensations intimes. Ces sensations sont généralement plus marquées que celles qui sont associées aux autres groupes de muscles du corps. A partir du moment où une personne commence à prendre conscience de ses muscles pelviens, un déclenchement de sensations intenses est fort probable, accompagné du souvenir d'événements interpersonnels marquants. En analyse bioénergétique ce rappel à la mémoire intervient souvent conjointement au relâchement de la tension en divers endroits du corps.

Judy est dans sa quarantaine quand elle entreprend une myographie vaginale pour soigner son incontinence de stress. Mais plus ses muscles s'améliorent, plus elle est désenchantée. Jusqu'au jour où elle renonce aux exercices. Son thérapeute lui dit de penser aux « bienfaits » d'une musculature pubo-coccygienne souple. Puis, tout s'éclaire : le souvenir clef revient à Judy. Quelques années plus tôt, elle a eu le béguin pour un collègue de bureau. Elle a passé des mois à sa machine à écrire, à rêvasser en pensant à lui, et à serrer le pubo-coccygien. Jusqu'au jour où le Prince charmant la remarqua et se montra plus attentionné. Plus il devenait gentil, plus Judy se refroidissait. Fantasmer, c'était bien agréable; mais de là à envisager une relation dans la réalité, c'était hors de question. C'est ainsi qu'elle commença à associer les contractions de son pubo-coccygien à des sentiments immoraux et dangereux. Des années après cette relation non consommée, les mêmes sensations d'immoralité et de danger ont refait surface quand Judy a entrepris les exercices du pubo-coccygien pour résoudre ses ennuis de vessie.

L'histoire de Judy démontre l'importance de ne pas ignorer les complications que peut entraîner l'exercice du pubo-coccygien. Il n'est pas rare que cet entraînement fasse resurgir de vieux souvenirs et des angoisses nécessitant l'aide d'un spécialiste ou, au moins, la patience et la compréhension d'un ami fidèle. D'autre part, tout praticien qui dispense un entraînement musculaire doit être en mesure de détecter les « résistances » et d'y adapter le traitement. En règle générale, il est recommandé de ralentir le travail musculaire proprement dit, et de l'ajuster aux émotions qu'il déclenche, avant de continuer plus avant.

Mais un autre problème se pose à celui qui aide quelqu'un à faire travailler ses muscles pubo-coccygiens : il y a très souvent une tendance à associer les sensations agréables fraîchement découvertes à celui (ou celle), qui était alors présent(e). De la même façon, il n'est pas rare qu'une chanteuse tombe amoureuse de son professeur de chant. Cela est dû au fait que quand elle déploie la gorge, la région pelvienne s'entrouvre aussi et engendre des sensations sexuelles intenses. Partant, l'élève peut associer le plaisir engendré à la personne qui lui fait travailler ses cordes vocales. Pour ce qui est de l'entraînement des muscles pubo-coccygiens, comme pour tous les types de traitement, le thérapeute doit avoir conscience de ces phénomènes et être capable de maîtriser ses propres réactions émotionnelles et celles de sa patiente avec tact, compréhension et honnêteté.

En commençant notre discussion sur la musculature pelvienne, nous avons mentionné un autre groupe de muscles, plus profonds, qui, comme le tiers interne du muscle pubo-coccygien, sont desservis par le nerf pelvien. Ce sont eux qui commandent les contractions de l'utérus. A l'occasion de leur étude du rôle de la musculature interne dans l'éjaculation chez la femme, Perry et Whipple ont inventé un myographe utérin qui, comme la capsule cervicale, vient coiffer le col. Des sondes électromyographiques sont disposées sur le cerclage de la capsule : elles permettent de suivre l'activité musculaire de l'utérus et évitent d'avoir à recourir à des techniques plus envahissantes, comme celles qu'ont mises au point les chercheurs anglais [12].

Avec ce dispositif, Perry et Whipple ont pu constater que deux des vingt femmes qui participaient à l'un des programmes de recherche étaient capables de contrôler *indifféremment soit* le muscle pubo-coccygien, *soit* les muscles utérins plus profonds. Quant aux dix-huit autres volontaires, elles contractaient toujours les deux groupes de muscles ensemble.

La mise à jour de l'autonomie des deux groupes de muscles internes était d'une portée considérable dans la mesure où elle permettait de mieux comprendre les mécanismes intimes de différents types d'orgasmes, ainsi que celui de l'éjaculation chez une femme. Dès 1926 pourtant, van de Velde l'avait déjà dit clairement : « Il faut que les femmes apprennent à actionner leurs muscles *séparément* et à les utiliser soit simultanément, soit avec un décalage dans le temps [13]. »

Les muscles pelviens externes mentionnés au début de ce chapitre jouent aussi un rôle important dans les réactions sexuelles. L'examen clinique le prouve, et l'étude Ladas « Women and Bioenergetic Analysis » (« les femmes et l'analyse bioénergétique »), abonde dans ce sens.

Il y a aussi des preuves anthropologiques. Ainsi, Malinowski a décrit un autre « jeu de figures » pratiqué par les habitants des îles Trobriand et illustrant bien l'importance

---

12. Cyril Fox, « Some Aspects and Implications of Coital Physiology », p. 205-213; Cyril Fox et Beatrice Fox, « A Comparative Study of Coital Physiology », p. 319-336; Cyril Fox, H. S. Wolff et J. A. Baker, « Measurement of Intra-Vaginal and Intra-Uterine Pressures During Human Coitus by Radio-Telemetry ».

13. Theodore H. van de Velde, *Le mariage parfait.*

d'une bonne souplesse du pelvis chez les deux partenaires : « Ils tirent sur les ficelles de façon que la boucle centrale, qui représente les organes génitaux, voltige vers le haut, vers le bas, à droite et à gauche, figurant les mouvements caractéristiques de l'acte sexuel [14]. »

Dans « Movement and Feeling in Sex », le psychiatre Alexander Lowen écrivait :

> Des rapports sexuels équilibrés font intervenir à la fois des sensations intenses et des mouvements puissants et très actifs... ceci s'applique aussi bien à la femme qu'à l'homme. Dans l'acte de coït lui-même, sensations et mouvements sont mêlés à tel point que... l'ensemble constitue une unité d'expression émotionnelle [15].

Tout mouvement est tributaire d'un ou plusieurs muscles. La capacité de déplacer un membre de façon rythmée et d'exécuter un mouvement volontairement ou involontairement dépend de la souplesse et de la force musculaires. Comme dans le cas du pubo-coccygien, si les muscles externes sont trop mous, ils ne peuvent fonctionner et perdent leur sensibilité. A l'inverse, s'ils sont trop tendus – de façon chronique ou dans un contexte donné – ils ne peuvent agir librement et perdent aussi de leur sensibilité. Selon Lowen, le « plaisir kinesthésique » qui prend toute son importance au cours de la seconde phase de l'acte sexuel « dépend de la motilité du pelvis ». Il faut savoir que, pour Lowen, un contact sensuel sur tout le corps est capital durant la première phase. Si le bassin ne peut pas se cambrer en souplesse « comme le balancement ample d'une jambe pendante », le tempo du mouvement pelvien n'augmente pas et la sensibilité sexuelle diminue.

Le pelvis peut perdre sa motilité pour diverses raisons. Par exemple, une tension chronique risque de « souder le pelvis aux cuisses, vers le bas, et à l'épine lombaire, en

---

14. Bronislaw Malinowski, *La Sexualité et sa répression dans les sociétés primitives.*
15. Alexander Lowen, « Movement and Feeling in Sex. »

partie supérieure »; l'individu ne peut alors que bouger l'ensemble du corps en même temps. Il en résulte une perte de sensations et un blocage des mouvements essentiels au plaisir et à la stimulation des organes sexuels internes. Chacun y remédie alors à sa façon. D'aucuns serrent les muscles fessiers et forcent du bassin, au lieu de laisser agir la poussée naturelle. On peut aussi avancer le bassin, en contractant les abdominaux.

Selon Lowen, ces deux pratiques tendent à perturber les sensations, ainsi que la plénitude de l'assouvissement.

La même altération se produit si la musculature est affaiblie, molle ou atrophiée par un manque d'activité, tout comme pour le pubo-coccygien. Avec des muscles faibles ou atrophiés, il devient difficile de bouger le pelvis, et à plus forte raison de soutenir l'effort pendant un laps de temps suffisant. Quand les membres inférieurs sont mal coordonnés avec les membres supérieurs, l'ensemble du corps perd de sa motilité. Les mouvements deviennent fragmentés et l'individu tend à dissocier ses sensations sexuelles des sensations affectives, du fait que les différents muscles opèrent sans une intégration harmonieuse et synchronisée. Selon la théorie de la bioénergie, tout événement au niveau psychique se répercute au niveau somatique (c'est-à-dire, du corps).

Les perturbations associées aux mouvements *involontaires* qui, dans des conditions normales, accompagnent la culmination de l'acte sexuel, interviennent parallèlement à celles inhérentes aux mouvements voulus. Or, que le mouvement soit volontaire ou involontaire, les muscles ne fonctionnent pas différemment pour autant.

Voici maintenant un bref résumé des répercussions importantes que le tonus des muscles externes peut avoir sur les réactions sexuelles d'une femme ou d'un homme. Les femmes qui ont répondu au premier questionnaire proposé par Alice et Harold Ladas ont indiqué que la thérapie les avait aidées à assouplir leurs muscles qui étaient trop tendus et à renforcer ceux qui étaient trop mous. Quatre-vingt-un pour cent d'entre elles ont répondu que grâce à cette thérapie, leurs orgasmes s'étaient enrichis à bien des niveaux. L'importance du tonus musculaire se trouve soulignée par le fait qu'à l'issue du traitement, cinquante-quatre pour cent des volontaires étaient capables de déplacer en souplesse leur pelvis, tandis que chez quarante-trois pour cent des autres, l'effort conscient nécessaire était nettement moindre qu'avant. Il en résultait vraisemblablement une meilleure stimulation du point G, ainsi qu'une plus grande acuité de perception des sensations. Voici ce que nous en dit une de nos correspondantes :

> *Avant d'entreprendre la thérapie, j'étais inerte. Je bloquais complètement mes sensations et mes muscles. J'étais toujours constipée et le traitement m'a permis de découvrir à quel point j'étais serrée et tendue dans cette région, et combien j'étais anxieuse. J'ai commencé à percevoir des sensations nouvelles pour moi. C'est là que ma vie sexuelle a commencé, avec mes premiers orgasmes : c'était tout bonnement fantastique.*

Cette autre femme illustre pour nous de façon plus concrète l'importance d'une musculature forte :

> *Quand j'ai commencé une thérapie par la bioénergie, mes jambes me permettaient difficilement de tenir sur un cheval. Quatre ans plus tard, sans que je me sois entraînée à monter, je n'avais plus de problème de ce côté-là. De plus, alors qu'avant j'étais anorgasmique, je suis devenue orgasmique par stimulation clitoridienne. Puis, j'ai commencé à atteindre à l'orgasme vaginal par stimulation clitoridienne lors des rapports, mais avec peu de mouvements. Et maintenant, je n'ai plus besoin d'une stimulation clitoridienne. Quand je me laisse aller, il se produit quelque chose de tendre dans mon vagin, une sensation physique, comme un « je t'aime », et elle est vaginale. On ne ressent pas de tension des muscles et ce n'est pas la même impression que quand on laisse venir les sensations.*

D'autres femmes nous ont dit des choses comme « Je me

sens libre d'avoir plusieurs orgasmes d'affilée et de demander à mon partenaire de m'aider » ou, « il y a un lien plus étroit entre mon « cœur » et mes organes génitaux » ou encore, « les sensations sont devenues plus intenses et réparties dans tout le corps, sans interférence de mon esprit ».

Des commentaires comme « l'orgasme monte et descend, de la tête aux pieds » reflètent une transformation générale de la mobilité corporelle, qui est le fruit non seulement d'une libération et d'un renforcement des muscles pelviens mais aussi de la musculature de *l'ensemble du corps.* Il en va de même des allusions à un lien plus intime entre le « cœur » et les organes génitaux, et à une interférence moindre de l'esprit. En décongestionnant les muscles internes et périphériques du cou, ainsi que les pectoraux et les muscles des épaules, on obtient le même résultat. Voici ce que dit un thérapeute des répercussions de l'assouplissement de la musculature pelvienne externe sur le comportement général :

> *Au début, un bon nombre de participantes ne parvenaient pas à s'affirmer, ni vis-à-vis des autres, ni d'elles-mêmes : c'était dû à la tension au niveau du pelvis. Mais à l'issue de la thérapie, certaines ont commencé à dire que leur vie sexuelle se trouvait enrichie, qu'elles connaissaient l'orgasme plus souvent, et qu'elles se sentaient plus détendues.*

Lorsque l'on fait travailler une personne pour l'aider à décontracter ses muscles pelviens ou les muscles d'autres parties du corps, les problèmes décrits précédemment – qui accompagnent les exercices du pubo-coccygien – interviennent et deviennent souvent plus difficiles à résoudre. L'angoisse du plaisir est une réalité. Comme le dit une femme « J'étais littéralement affolée, car personne ne m'avait prévenue de ce qui arrive quand vous commencez à vous débloquer, et que vous avez toutes ces sensations merveilleuses. » Et une autre : « Je pense qu'avant ma thérapie, mon plaisir sexuel était plus grand parce que plus dissocié de cette partie de mon corps. A partir du moment où, avec la thérapie, j'ai fait la relation, je suis devenue plus angoissée, plus tendue, avec des périodes de frigidité. Mais il est vrai qu'entre-temps, j'ai eu d'autres problèmes ».

Néanmoins, chacun peut faire beaucoup de lui-même pour développer, étirer, et exercer ses muscles pelviens, ainsi que son pubo-coccygien : dans nombre de cas, le fonctionnement sexuel y gagne considérablement. Diverses cultures intègrent des danses du Moyen-Orient ou d'Orient (le *hula*) dans les activités quotidiennes, pour aider les individus à reconnaître leurs muscles pelviens, à les renforcer, et à apprendre à les contrôler. En Occident même, le « disco » peut contribuer à renforcer ces muscles.

A l'heure actuelle, personne ne saurait affirmer que l'entraînement des muscles externes influe sur la bonne condition du pubo-coccygien; pour notre part, nous le croyons. Ce dont nous sommes certains, c'est que si les muscles pelviens sont suffisamment forts et souples pour travailler librement, le point G et le clitoris (éventuellement les deux en même temps), ont plus de chances d'être stimulés lors des rapports. Ceci a pu être confirmé par le deuxième sondage d'Alice et Harold Ladas. Les animatrices de bioénergie et les autres thérapeutes professionnelles qui ont répondu au questionnaire avaient perçu que les seuls autres facteurs comparables par leur importance étaient la position adoptée pour le coït et l'intensité affective de la relation avec le partenaire.

Nombre de femmes qui ont participé à l'étude Ladas ont répondu que, de l'orgasme limité à la stimulation clitoridienne, elles étaient passées à l'orgasme par la pénétration vaginale, sans qu'une stimulation clitoridienne soit nécessaire.

> *Avant de commencer la thérapie, mes relations sexuelles me procuraient un plaisir intense et j'atteignais à l'orgasme, mais celui-ci était uniquement de nature clitoridienne. Au bout de quatre ans, j'ai eu mes premiers orgasmes vaginaux. Je n'avais pas besoin d'une stimulation clitoridienne manuelle, mais il se pouvait que cette stimulation se produise lors du coït.*

> *L'orgasme me donnait une sensation de plénitude et je n'avais pas le sentiment d'être frustrée de quoi que ce soit. Je ne voudrais pas pour autant que l'on me refuse la stimulation clitoridienne car, quelquefois, cela me fait vraiment jouir, et je le veux. Maintenant, il est vrai que je n'ai pas besoin d'une stimulation clitoridienne pour avoir un orgasme.*

Le témoignage de cette femme nous montre une fois de plus que les individus connaissent plus d'un type d'orgasme, et qu'ils tiennent à ce que leurs rapports sexuels conservent de leur diversité. En aucun cas, ils n'acceptent de renoncer à une activité pour une autre. Ceci nous mène directement au chapitre 5, « Progrès dans la connaissance de l'orgasme humain ».

5

PROGRÈS DANS LA CONNAISSANCE DE L'ORGASME HUMAIN

Au royaume de la sexualité, le pluralisme est l'essence de l'humanité. En tenant compte de la diversité, non seulement, on est plus proche de la réalité, mais on peut aussi atteindre à la plénitude en aimant les merveilles à facettes multiples de notre univers. Comme des flocons de neige, tous les humains sont différents. Et il en est de même de notre perception de l'orgasme.

« En biologie humaine et en médecine, comme l'a dit le biochimiste Roger Williams, il faut être plus attentifs à la variabilité et à l'individualité [1]. » Les membres de l'équipe Kinsey l'admettaient dès 1948 quand ils écrivaient : « Le monde vivant est un continuum dans chacun de ses aspects. Plus tôt nous serons sûrs qu'il en est de même pour le comportement sexuel humain, plus tôt nous aurons une explication cohérente des réalités sexuelles [2]. »

Depuis cette époque, notre compréhension du continuum de la vie sexuelle humaine a été enrichie par les travaux d'un bon nombre de sexologues. Si nous pouvons échapper

---

1. Roger Williams, *Biochemical Individuality*.
2. Alfred Kinsey, Wardell B. Pomeroy, et Clyde E. Martin, *Le comportement sexuel de l'homme*.

à la tentation de toujours chercher la « bonne voie », ou la voie « normale », ou encore la solution « saine », il deviendra possible d'aider beaucoup plus de gens à mieux vivre leur sexualité en éprouvant un plaisir et un assouvissement plus profonds.

Il est au moins deux domaines, les régimes alimentaires et la sexualité, dans lesquels chaque « expert » se targue de détenir la formule-miracle, et il y aura toujours une quantité surprenante de gens pour le croire. En réalité, il y a bien des façons de vivre sa sexualité, comme il existe diverses méthodes pour perdre ou gagner du poids, ou pour se remettre en santé en modifiant ses habitudes alimentaires.

Après que Kinsey eut désigné le clitoris comme le foyer principal de la sensibilité érotique de la femme, les travaux médicaux et en laboratoire se sont concentrés sur la recherche d'un mécanisme universel de la réponse sexuelle. Lorsqu'en 1966, Masters et Johnson annoncèrent que tous les orgasmes étaient fondamentalement identiques, nombreux furent ceux qui se sentirent rassurés et adoptèrent une position plus dogmatique encore que celle de M. et J. eux-mêmes.

Il n'est guère aisé de se déclarer ouvertement en désaccord avec Masters et Johnson et leurs disciples; aussi quand, en 1980, Perry et Whipple – à l'occasion d'une communication au colloque des Éducateurs, Conseillers et Thérapeutes sexologues (AASECT) – présentèrent leur théorie du « continuum de l'orgasme », ce ne fut pas sans anxiété. Quelques mois plus tard, au colloque de novembre 1980 de la « Société pour l'étude scientifique de la sexualité » (SSSS), Alice Kahn Ladas et Harold Ladas défendaient leur théorie du continuum des réactions orgasmiques. Les premiers jalons de notre collaboration étaient posés. En outre, l'étude Ladas remettait en question une autre orthodoxie, la théorie bio-énergétique tout aussi restrictive, de ce que devait être l'orgasme : d'origine vaginale, impliquant tout le corps, et résultant en un seul orgasme, et non plusieurs.

Deux facteurs s'étaient combinés, qui devaient empêcher les chercheurs d'avoir un point de vue objectif. Les psychothérapeutes ont pu constater les traumatismes chez les femmes qui se sentaient coupables, inférieures et même franchement immorales parce que leur clitoris était source de jouissance, tandis que les féministes sentaient que le fait de déporter le centre d'intérêt du vagin serait un moyen plus efficace de libérer les femmes d'une dépendance excessive de la femme vis-à-vis de l'homme. En soi, ces deux positions sont valables, mais elles sont pourtant devenues des pierres d'achoppement sur le chemin de la recherche de la vérité en matière de sexualité de la femme.

Pour notre part, nous préférons suivre le conseil de Kinsey et considérer l'expérience de l'orgasme comme un membre de plusieurs continuums différents. Le premier de ces continuums fait intervenir la région qui déclenche les réactions – chez la femme, ce sera le point de Gräfenberg ou le clitoris et, chez l'homme, le pénis ou la prostate (et chez les deux sexes, peut-être d'autres endroits à découvrir). Un second continuum concerne le type de réponse qui résulte de cette stimulation. L'activité physiologique est-elle toujours la même, ou y a-t-il des variantes ? Y a-t-il un seul et unique orgasme, ou une série d'orgasmes ? Les réactions sont-elles tout entières concentrées au niveau des organes génitaux, ou bien sont-elles réparties dans l'ensemble du corps ? Un autre continuum est lié aux sentiments qui accompagnent l'orgasme ; ils peuvent aller de la haine et de la colère à la peine et au dégoût, à l'amour et à l'extase. Enfin, autre continuum, celui qui fait entrer en ligne de compte la personne ou l'objet avec lequel l'individu entretient une relation érotique. Ici, la gamme peut aller de l'auto-érotisme, aux objets et animaux, et aux êtres humains de sexe identique ou opposé. Des circonstances données peuvent amener un sujet à avoir des rapports sexuels avec différentes personnes, ou des partenaires appartenant à différentes catégories d'âge, de constitution et de caractéristiques physiques très diverses. Autre continuum encore, celui qui concerne la motivation du comportement sexuel ; les rapports peuvent être occasionnels, récréatifs, ou exprimer un engagement. Mais il existe d'autres continuums. Bien que dans leur ensemble, ils soient d'une portée considérable sur la sexualité humaine, seuls trois d'entre eux – ce qui déclenche la réponse, les conséquences de cette réponse, et l'amplitude de l'engagement physique – entrent dans le cadre de cet ouvrage.

Au chapitre 2, lors de l'étude du point G, nous avons dit que selon la plupart des témoignages féminins, la stimulation du point G procure des sensations bien différentes de celle du clitoris. Il est un fait qu'avant d'avoir démontré scientifiquement l'existence et la localisation du point G, il était difficile de parler de stimulation vaginale sans risquer de paraître manquer de précision – ou de passer pour mystique. Cette femme qui a consulté pour une sexothérapie illustre bien le problème :

> *Susan, fille de pasteur, est toujours bien embarrassée de parler de ses organes génitaux. La première fois que son thérapeute lui parle d'une nouvelle découverte, le point G, elle ne peut retenir un sourire. « C'est très intéressant, dit-elle, vous savez, il y a vingt-neuf ans que nous avons ce problème, mais je n'ai jamais voulu l'aborder. Charles aime enfoncer son pénis à fond, mais à dire vrai, pour moi, l'idéal c'est quand il ne pénètre que d'une dizaine de centimètres. »*

Il est bien évident que si elle préfère cela, c'est parce qu'ainsi, l'extrémité du pénis (le gland), stimule son point G. Et par manque d'information, son mari s'obstine à la pénétrer complètement. Le thérapeute résuma leur problème : Susan avait reculé d'environ cinq centimètres à chaque pénétration et ce, pendant vingt-neuf ans! Une fois renseigné sur le point G, le couple disposa d'un nouveau moyen de vivre les plaisirs sexuels, tout en diversifiant les positions.

Il nous a été donné de voir précédemment comment, sous la plume d'écrivains populaires, l'hypothèse de Masters et Johnson sur le rôle central de la stimulation clitoridienne est devenue leur « conclusion ». Mais en réalité, M. et J. n'avaient fait que prendre pour postulat les conclusions de Kinsey, et donc, sans les vérifier. Pas plus tard qu'en 1981, à l'occasion du colloque de l'AASECT, William Masters répéta que « tous les orgasmes font intervenir une stimulation directe ou indirecte du clitoris ».

Nous ne sommes pas d'accord. En effet, nous avons commencé à analyser des témoignages de femmes chez qui la région périnéale joue le rôle d'un foyer supplémentaire de stimulation érotique – laquelle peut mener à l'orgasme. Bien que périnée et clitoris soient reliés au *plexus honteux,* les sujets étudiés sont à même de faire nettement la distinction entre la stimulation de l'un ou de l'autre. Comme pour le point G, plusieurs minutes de pré-stimulation sont souvent nécessaires avant que l'interprétation mentale soit catégorique. De la même façon que la stimulation du point G provoque dans un premier temps l'émission d'un signal de la vessie (envie d'uriner), la plupart des sujets établissent alors des associations non sexuelles avec ie périnée, qu'elles doivent surmonter avant de pouvoir éprouver un plaisir intrinsèquement sexuel. Sachant que la stimulation du périnée peut être une source importante de jouissance, avant de pratiquer une épisiotomie (section des muscles du périnée et de la vulve, pour faciliter le passage de la tête de l'enfant au moment de l'accouchement), l'obstétricien doit s'assurer qu'elle est réellement nécessaire. On trouve une autre variante intéressante à la théorie du « tout-clitoris », dans *A New View of a Woman's Body*.

Les auteurs se montrent consternés par la description traditionnelle du clitoris comme un « petit bourgeon situé à une certaine distance du vagin »; ils proposèrent donc une nouvelle définition, dans laquelle certaines régions périphériques qui, auparavant, n'étaient connues que dans le jargon médical, sont intégrées à l'« ensemble » clitoris, dans son acception la plus extensive. Comme nous l'avons vu au cours d'un chapitre précédent, la région que nous avons baptisée le « point G » est devenue l'« éponge urétrale du clitoris ». Il est difficile de prévoir si cette « nouvelle vision du clitoris » sera prise en considération par le corps médical; quoi qu'il en soit, elle élargit largement le champ autour du petit organe que l'on titillait avec les petits bâtonnets de Kinsey. Même dans sa définition traditionnelle, restreinte, le clitoris est plus compliqué que la plupart des médecins veulent bien le croire. Un simple coup d'œil dans les manuels d'anatomie révèle qu'outre les raccordements nerveux primaires de l'extrémité (ou gland) du clitoris au *plexus honteux,* il semble que le « corps » et son embase soient reliés au nerf pelvien, plus en profondeur dans le corps. Cet élément est resté généralement négligé par les sexologues ; il a pourtant des implications considérables et permet de mieux comprendre la diversité surprenante des modèles de réponse sexuelle chez les femmes.

En règle générale, les traités de médecine consacrent plus de place aux descriptions du pénis qu'à celles du clitoris et la valeur des descriptions est tout aussi limitée. Peu de chercheurs ont essayé d'expliquer la nature de la stimulation masculine au-delà de la « sensibilité » du gland du pénis et éventuellement, du dessous de la verge. Jamais pratiquement, mention n'a été faite – tout au moins dans la littérature scientifique – de la sensibilité érotique de la prostate de l'homme. En suivant le raisonnement décrit précédemment, il faudrait rebaptiser cet organe « l'éponge urétrale du pénis », pour tenir compte de son emplacement stratégique, très exactement à la base de la verge : c'est là aussi un élément que l'on néglige totalement, si ce n'est lorsque le gland est irrité ou infecté et qu'il nécessite des soins médicaux. En revanche, il en va tout autrement dans la littérature pornographique, où les allusions à la sensibilité de la prostate de l'homme rappellent souvent le point G. De fait, on ne peut s'empêcher d'être frappé par la similarité entre les descriptions de la stimulation de la prostate et les témoignages de femmes qui viennent de découvrir leur point G. Cela n'a rien d'étonnant, dans la mesure où il semble bien que tous deux soient les produits d'une évolution différente d'un même tissu.

D'aucuns se disent peut-être qu'affirmer que la sensibilité de la prostate joue un rôle important dans l'érotisme chez l'homme a quelque chose de bien singulier. Et en effet, les hommes tendent souvent à associer à leur prostate des sensations désagréables, parfois parce qu'ils ont mauvais souvenir de certains examens du rectum. Ceci, associé à une répulsion pour les fèces et l'anus, a fait qu'en règle générale, les occidentaux n'ont jamais considéré leur prostate comme faisant partie de leur appareil génital ; pourtant, ce facteur influe sur la fréquence des dysfonctionnements sexuels chez les hommes opérés de la prostate (de la même façon que la région du point G est souvent endommagée par le bistouri).

Pour prendre un exemple, prenons le cas de ce psychologue :

En écoutant des femmes décrire leur expérience de la stimulation du point G, il était réellement troublé par l'insistance qu'elles mettaient à décrire un « point » bien précis qui, au toucher, leur procurait des sensations nettement plus agréables que le reste de la paroi vaginale supérieure.

« Eh bien, dit une infirmière, avez-vous déjà fait examiner votre prostate ? »

« Non », admit-il. Sur ce, elle le fit s'allonger et introduisit un doigt lubrifié dans son rectum. « Aïe. Aïe ! » lâcha-t-il ; en un instant, elle avait trouvé la prostate encore vierge.

Il décrivit la sensation comme une douleur lancinante, persuadé que sa prostate avait été percée par un ongle trop long. Il demanda à l'infirmière de lui montrer sa main et eut la surprise de constater qu'elle n'avait pratiquement pas d'ongles.

« Comment ai-je pu me tromper à ce point ? » se demanda-t-il. En tant que psychologue, il connaissait la réponse : les sensations corporelles – ou, pour être plus précis, leur interprétation par le cerveau humain – sont toujours « apprises » : il demanda donc à l'infirmière de recommencer. Cette fois, sa réaction fut tout autre. Plus de douleur lancinante, et même, plus de douleur du tout. Bien que l'idée que quelqu'un lui fourre un doigt dans l'anus lui parût « bizarre », il dut reconnaître que c'était bon. Et bientôt, il trouva même que c'était fantastique.

Jusqu'au jour où il eut l'occasion de dire ce que l'expérience lui avait apporté. Quand on touchait sa prostate, il était capable de distinguer les sensations associées à un acte sexuel habituel – l'éjaculation. Il avait découvert qu'auparavant, il connaissait déjà la prostate par la « base de son pénis » dont, comme il le dit lui-même, il sentait la pulsation lors des orgasmes accompagnés d'une éjaculation.

Son témoignage nous a amenés à étudier le rôle de la prostate dans l'érotisme chez l'homme.

De plus, ses observations ne faisaient que confirmer une fois encore que, dans l'ensemble, l'homme et la femme se ressemblent beaucoup plus qu'on ne le pensait jusqu'à maintenant.

Lorsque à l'occasion de forums scientifiques, Perry et Whipple commencèrent à parler du rôle de la stimulation prostatique, un certain nombre d'homosexuels dirent qu'ils avaient « vu juste ». Bien que ce sujet soit rarement abordé ouvertement, la première récompense du rôle « récepteur » lors d'un coït anal entre hommes, est une stimulation pénienne directe de la prostate du partenaire récepteur. Curieusement, il y a là un autre parallèle entre l'homme et la femme. La position « du chien » dont Elaine Morgan dit qu'elle facilite le contact du pénis avec la « paroi ventrale » du vagin (et donc le point G), permet aussi un meilleur contact avec la prostate de l'homme. Et effectivement, une des raisons pour lesquelles certains hommes préfèrent les rapports homosexuels est qu'ils amènent une stimulation plus fréquente de la prostate que le coït hétérosexuel. A propos de ce parallèle, précisons d'ailleurs qu'au début de leurs recherches sur l'éjaculation chez la femme et la localisation du point G, Perry et Whipple ont largement bénéficié de l'expérience d'une communauté de lesbiennes près de Miami (Floride).

Les observations publiées par Perry et Whipple en 1980 ont été les premières à révéler qu'à l'intérieur du vagin d'une femme, il pouvait y avoir plusieurs foyers orgastiques. Les recherches précédentes, telles que celles de Masters et Johnson, avaient pour objectif de mettre à jour les aspects « essentiels » communs à tous les orgasmes. En s'efforçant de dégager ces facteurs communs, ils en laissaient nécessairement échapper un grand nombre qui ne répondaient pas au modèle, et négligeaient une foule d'informations contredisant leurs postulats (comme par exemple l'intérêt d'étudier le cas des femmes qui se masturbaient sans toucher à leur clitoris [3]). Par cette méthode, ils obtinrent ce qu'ils cherchaient : un modèle commun à tous les sujets d'étude de l'homme. Mais ils n'étaient pas en position de généraliser leurs conclusions à toutes les autres femmes, dans la mesure où leur échantillon était faussé.

Une grande majorité de lecteurs du rapport Masters et Johnson ont commis l'erreur d'interpréter les résultats et d'affirmer que M. et J. avaient « découvert » ou « prouvé » que « tous les orgasmes sont semblables [4] ». En réalité, la nature unique de l'orgasme n'était pas une « découverte », mais une « supposition ».

A partir de la publication des travaux de Kinsey, des hommes et des femmes ont commencé à se comporter conformément à ces nouvelles informations officielles, qui ne tardèrent pas à être reprises par la littérature populaire. Ironie du sort, les gens les mieux informés et pouvant accéder plus facilement à une documentation écrite furent les plus influencés par la doctrine selon laquelle tous les orgasmes étaient semblables et résultaient de la seule stimulation clitoridienne.

Irvin Singer, Ph. D., professeur de philosophie au *Massachusetts Institute of Technology*, a fait remarquer que Kinsey distinguait deux « systèmes de mœurs [5] » opposés. Kinsey avait décrit un modèle comportant un « jeu précoïtal, une variété considérable de techniques, une stimulation maximum avant l'étreinte coïtale, un certain laps de temps après le coït, et enfin, l'orgasme, qui est simultané chez l'homme et la femme [6] ». Hormis le dernier élément, c'est aussi la description de l'idéal unique avancé par la sexothérapie de Masters et Johnson.

Par contraste, il existe un autre « système » faisant intervenir le coït simple et direct, une technique qui fut un temps

3. Irving Singer, *The Goals of Human Sexuality.*
4. James L. McCary, *Human Sexuality.*
5. Irving Singer, *The Goals of Human Sexuality.*
6. Alfred C. Kinsey *et al.*, *Le comportement sexuel.*

encouragée par la législation anglo-américaine, et que beaucoup tournaient en dérision par un « Crac, boum, merci m'dame »; elle était néanmoins pratique courante dans les familles ouvrières et chez les moins éduqués. Singer a fait aussi remarquer que la frange de la population qui avait ce type de pratiques sexuelles était systématiquement exclue des échantillons étudiés par Masters et Johnson (qui se composaient pour une bonne part de femmes ayant poursuivi leurs études jusqu'au cycle terminal). Il est probable que l'extrême diversité du courrier sur la stimulation du point G et l'éjaculation féminine, et dont nous donnons des échantillons tout au long de cet ouvrage, est due aux niveaux variables d'éducation de nos correspondants.

Chez les intellectuels, certains disaient préférer le « coït simple et direct ». Après une dizaine d'années de silence après la publication des travaux de Masters et Johnson, ils commencèrent à arguer qu'en dépit de la « doctrine officielle », ils avaient des pratiques sexuelles différentes. Ainsi, cette psychologue nous écrit : « J'ai souvent trouvé dans la littérature professionnelle des affirmations qui allaient à l'encontre de ma propre expérience et ne m'étaient d'aucune aide pour comprendre. » En tant que fille d'un anthropologue intéressé par les mœurs sexuelles comparées, elle a été éduquée pour la recherche d'une sexualité centrée sur le coït, qui est typique d'un bon nombre de cultures. Ce n'est que très tardivement qu'elle a appris à manipuler son clitoris; et bien qu'il lui arrive occasionnellement de le faire, elle continue de préférer l'orgasme coïtal typique.

Les femmes qui affirment que tous les orgasmes sont semblables disent vraisemblablement la vérité (1) pour ce qui les concerne – et se trompent (2) en généralisant aux autres. Seules les femmes capables des deux types d'orgasmes peuvent nous éclairer sur cette question. Par bonheur, elles commencent à se faire entendre. Voici ce que nous écrit l'une d'elles :

> *J'ai réellement deux types bien différents d'orgasmes. L'un est produit par la stimulation directe du clitoris et des alentours. Il vient à peu près aussi vite*

que l'autre, mais n'est pas aussi intense et dure moins longtemps. L'autre accompagne le coït. Je l'appelle l'« orgasme profond » : il est meilleur quand je suis couchée, avec l'homme sur moi. Une autre position me fait parvenir très vite à l'orgasme : quand l'homme est assis sur une chaise et que je suis à califourchon et face à lui.

D'autres disent qu'elles atteignent à ce type d'orgasmes plus facilement (voire, uniquement), quand elles se placent sur leurs partenaires. L'une d'elles écrit : « Je préfère toujours me mettre sur lui, parce que c'est plus facile d'avoir l'orgasme (et meilleur!). »
Une autre dit :

Il y a longtemps que je connais deux sortes d'orgasmes différents et j'ai appris à faire la différence pour avoir eu un orgasme clitoridien avec un vibromasseur. Avant, le coït me faisait jouir et je me sentais bien, mais je m'étais toujours demandé s'il n'y avait pas encore autre chose. Depuis que j'ai découvert que je pouvais avoir deux types d'orgasmes aussi bons l'un que l'autre, je vis beaucoup mieux ma sexualité. Il faut que vos recherches continuent pour aider toutes celles qui ne savent pas encore et celles qui, comme moi, seront heureuses que les professionnels reconnaissent quelque chose qu'elles savent déjà.

Il semble que nous soyons maintenant dans une rue à double sens. Nous étions mieux préparés à prendre en considération les témoignages de femmes disant qu'elles connaissaient les deux types d'orgasmes, dans la mesure où nos observations en laboratoire abondaient dans ce sens.

Le regretté psychologue humaniste Abraham Maslov, Ph. D., disait que trop de théories étaient fondées sur l'étude de « malades » (malades mentaux). Aussi, suggérait-il aux théoriciens d'étudier plutôt les personnes motivées et valides, celles qui, selon lui, « s'auto-actualisaient ». En 1978, Perry décida d'appliquer une stratégie similaire à la recherche sur le sexe lorsqu'il tenta de vérifier les données sur les contractions musculaires fournies par Masters et Johnson, avec des sujets de laboratoire. Il demanda à des étudiants qui étaient les filles les plus « sexy » de leur campus. Quelques noms ressortirent de façon répétée, et il demanda aux « heureuses élues » – qui n'étaient au courant de rien – si elles voulaient bien servir de sujets d'étude (tout en étant rémunérées) ; l'une d'elles accepta.

A un test écrit d'intérêt sexuel, elle eut la note maximum.

De plus, il s'avéra qu'elle contrôlait bien son pubo-coccygien et qu'il était fort. Dans un premier temps, à la masturbation, son pubo-coccygien se comportait normalement, avec les pointes prévues de tension. Mais alors que le sujet en était à un stade avancé d'excitation, l'activité du pubo-coccygien cessa brusquement. Tout d'abord, l'équipe du laboratoire supposa que le sujet se donnait un instant de répit – jusqu'au moment où le voyant-témoin à distance s'alluma, indiquant que la jeune fille avait atteint à l'orgasme.

Ensuite, quand nous avons parlé avec elle, elle nous a assuré qu'elle savait ce qu'était un orgasme et que celui qu'elle venait d'avoir était tout à fait normal. Se trompait-elle, mentait-elle, ou bien venait-elle tout simplement d'avoir « une autre sorte » d'orgasme que celui que Masters et Johnson avaient décrit et défini comme « normal » ? Après tout, si elle avait été sélectionnée, ce n'était pas en tant que quelqu'un de « normal », mais de « plus-que-normal ».

Perry était déconcerté. Il avait lu la théorie de Singer, qui décrivait « trois types d'orgasmes » : « vulval », correspondant au type unique de Masters et Johnson ; « utérin », avec des coups de boutoir au col de l'utérus ; et « combiné », qui comporte des caractéristiques des deux premiers. Cependant, comme d'autres chercheurs de l'époque, Perry ne donnait pas le moindre crédit aux détracteurs de Masters et Johnson et ce n'est qu'à partir du moment où, en 1979, il eut commencé à collaborer avec Whipple pour une étude sur l'« éjaculation chez la femme », que l'éventualité d'autres orgasmes lui parut plausible.

La plupart des femmes capables d'éjaculer disent que les orgasmes accompagnés d'une éjaculation produisent des sensations différentes de ceux qui résultent d'une stimulation clitoridienne. Il existe, c'est certain, une extrême variété de réactions chez les personnes aptes à l'éjaculation; seule une faible minorité d'entre elles (de l'ordre de dix pour cent) affirment qu'elles n'éjaculent qu'à la suite d'une stimulation buccale de leur clitoris; en outre, elles ont su pour la première fois qu'elles éjaculaient, parce que leur partenaire avait le visage à proximité immédiate de l'urètre. D'autre part, nombreuses sont celles qui disent n'éjaculer qu'à l'occasion de rapports extrêmement passionnés; elles sont rarement capables de fournir des renseignements précis sur la source de leur éjaculation et leur expérience répond généralement au modèle théorique de Singer, des orgasmes « utérins » ou « profonds », produits par des coups de boutoir au col de l'utérus.

Le groupe qui a le plus aidé à la formulation d'une nouvelle théorie de la sensibilité vaginale est celui qui se compose des femmes, lesbiennes ou non, qui disent éjaculer généralement (ou uniquement), en réponse à une stimulation directe de leur point G par le doigt de leurs partenaires. Comme il a été dit précédemment, non seulement ce sont elles qui nous ont amenés à concentrer toute notre attention sur le point en lui-même en tant que foyer de l'excitation érotique indépendant du clitoris, mais elles nous ont aussi permis de prouver que le « point » tend à gonfler avec la stimulation érotique. De fait, ces témoins affirmaient même qu'au moment de l'orgasme éjaculatoire, le vagin se trouvait fortement déformé.

Nous avons pu constater deux phénomènes importants. D'une part, il n'y a pas la « plate-forme orgastique » avec resserrement de l'ouverture vaginale, contrairement à l'orgasme décrit pas Masters et Johnson. Au contraire, les témoins rapportent qu'au lieu de se contracter, la musculature vaginale se relâche et l'entrée s'écarte. Il se peut cependant qu'il y ait une plate-forme orgastique, tout au moins dans le sens où les tissus de l'ouverture vaginale tendent à gonfler; mais le relâchement du pubo-coccygien combiné à la dilatation de l'ouverture sont tels qu'ils neutralisent le gonflement (ou tout au moins, qu'ils l'occultent).

Ensuite, et plus important encore, il y a l'absence de « l'effet de tente » décrit par M. et J., typique d'un orgasme par stimulation clitoridienne et entraînant la remontée de l'utérus dans l'abdomen. Il arrive qu'à l'occasion de ce type d'orgasmes, le pubo-coccygien se trouve excessivement tendu, tandis que la partie la plus profonde du vagin se dilate, provoquant la perte du contact. Ici aussi, les effets sont plus facilement perçus par un toucher au doigt. Bien que M. et J. l'aient baptisé « l'effet de tente », la forme adoptée est plutôt celle d'une tente à l'envers.

Lors d'un orgasme accompagné d'une éjaculation, la réaction est souvent exactement inverse. Au lieu de tirer vers le haut et de dilater la partie intérieure du vagin, l'utérus semble être poussé vers le bas, tandis que la partie supérieure du vagin se comprime. Les femmes qui connaissent l'éjaculation décrivent ce phénomène comme une poussée vers le bas, comme pour déféquer. Perry et Whipple ont adopté la dénomination « effet en A », pour le différencier avec « l'effet de tente ». On nous rapporte fréquemment que le doigt qui stimule le point G est souvent chassé du vagin par la poussée des organes internes vers le bas; il semble tout aussi fréquent que le pénis se trouve expulsé à l'occasion de l'orgasme. Un homme nous dit qu'il a déjà rencontré ce type de réactions; non seulement il était chassé physiquement, mais il se sentait aussi rejeté : « C'était désagréable de me retrouver brusquement au froid, juste au moment de son orgasme; mais pour elle aussi, c'était pénible. Au début, j'ai pensé que c'était mon pénis qui était trop petit; mais par la suite, j'ai appris à aimer la voir jouir avec ce genre de réactions. »

Toutefois, l'« effet en A » n'est pas spécifique aux orgasmes accompagnés d'une éjaculation. Cette femme n'éjacule pas, mais elle décrit pour nous les deux types d'orgasmes que lui procure la masturbation :

Je possède deux vibromasseurs. Un que j'utilise pour le premier genre d'orgasmes, et le deuxième pour les

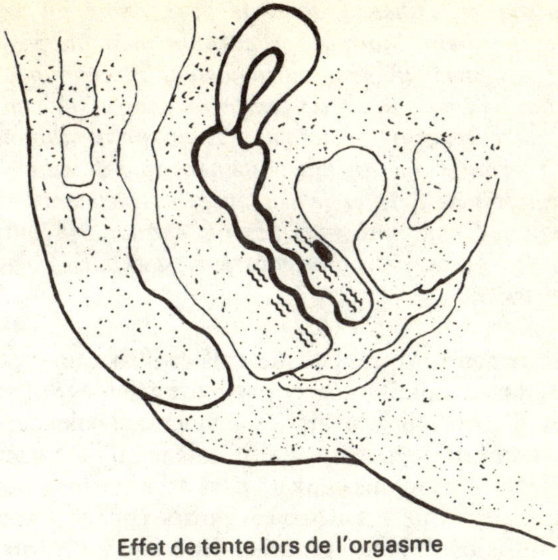

Effet de tente lors de l'orgasme

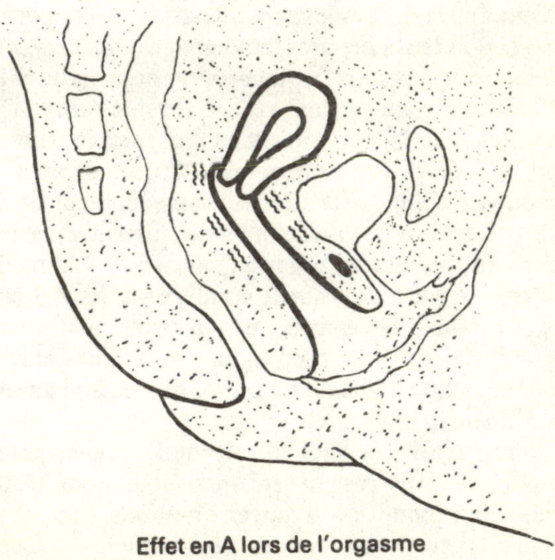

Effet en A lors de l'orgasme

Figure 6

autres orgasmes. Quand je veux avoir un orgasme « clitoridien » normal, je stimule mon clitoris et les lèvres avec un gros vibromasseur électrique qui me chauffe bien. Mais de temps en temps, j'ai envie de l'autre orgasme. Pour ça, j'ai un petit vibromasseur en forme d'obus ; il fait seulement une dizaine de centimètres de long et je l'enfonce complètement dans le vagin. Il chatouille mon point G et quand je commence à jouir, mon petit vibromasseur est expulsé comme un missile !

Pour démontrer qu'il pouvait exister plus d'un type d'orgasmes, il nous fallait intégrer plusieurs groupes de données.

Tout d'abord, il y avait les témoignages de beaucoup d'hommes et de femmes qui affirmaient qu'ils avaient fait l'expérience d'au moins deux « sortes » d'orgasmes. Souvent, ils soutenaient que ces deux catégories étaient associées à une stimulation de zones génitales différentes. Ensuite, nous disposions de nos propres expériences de laboratoire, qui montraient que certaines femmes atteignaient à des orgasmes complets (selon leurs propres témoignages) *sans* les contractions caractéristiques de la plate-forme orgasmique. Enfin, nous étions confrontés à une réalité incontestable : l'éjaculation chez la femme, notamment en réponse à la stimulation du point G. L'étude rapide de n'importe quel manuel d'anatomie montre qu'il n'existe aucune connexion neurale directe entre le point G et le *plexus honteux,* ni entre ce dernier et l'utérus ou les autres organes internes. Sachant que le point G est connecté à la moelle épinière par le nerf pelvien, lequel dessert aussi la vessie et l'utérus, nous en avons conclu que ce pouvait être là le chemin emprunté par les signaux correspondant aux orgasmes « profonds » et à ceux accompagnés d'une éjaculation.

En outre, ayant compris que le nerf pelvien jouait un rôle important dans ces mécanismes, nous nous trouvions en mesure de répondre à d'autres questions. Il faut savoir que le nerf pelvien est un des plus complexes du corps humain et qu'une de ses grandes ramifications, appelée « plexus hypogastrique », se prolonge vers le haut, des organes internes jusqu'à mi-hauteur de la moelle épinière. Le chemin emprunté par le plexus hypogastrique laisse supposer qu'il peut y avoir un rapport entre l'activité de la musculature pelvienne et l'interruption de la respiration (apnée), que Josephine et Irving Singer ont décrit comme étant une des grandes caractéristiques de ce qu'ils ont baptisé « orgasme utérin [7] ».

De plus, l'activité du nerf pelvien permet d'expliquer les expériences sexuelles de personnes blessées à la partie inférieure de la moelle épinière. Si le nerf pudendal était seul à assurer la transmission des sensations érotiques, cela impliquerait que ces personnes ne connaissent plus aucune sensation sexuelle ; or, ce n'est pas le cas, et l'on peut donc en déduire que c'est leur « plexus hypogastrique » qui véhicule les signaux sexuels. Cette étudiante licenciée d'une trentaine d'années nous écrit :

> *Je suis paralysée des membres inférieurs (jusqu'à hauteur de poitrine) à la suite d'une lésion de la moelle épinière. Les études sur le point de Gräfenberg m'intéressent tout particulièrement car cela m'aide à décrire mes orgasmes, des médecins m'ayant affirmé que je ne pouvais pas connaître l'orgasme « normal ».*

L'importance des nerfs pelvien et pudental dans la fonction sexuelle a été confirmée par d'autres chercheurs de tous les pays [8].

Pour compléter le myographe vaginal décrit au chapitre 4 et permettre une mesure simultanée des contractions musculaires utérines et du pubo-coccygien, Perry et Whipple

---

7. Josephine et Irving Singer, « Types of Female Orgasm ».
8. En France, Gilbert Tordjman concluait que les orgasmes « profonds » décrits par Freud étaient possibles, au vu de ses notes sur les répercussions des lésions de la moelle épinière ; cf. « New Realities in the Study of the Female's orgasm », *Journal of Sex Education and Therapy*. En Californie, le biologiste Julian Davidson a élaboré une hypothèse « bipolaire » de l'orgasme, à partir de la théorie de Singer et de recherches sur les états dégradés de la conscience ; cf. « Psychobiology of Sexual Experience », *Psychobiology of Consciousness*.

ont inventé le « myographe utérin ». A la différence des autres chercheurs, qui utilisaient un dispositif à électrode unique ne permettant pas de déterminer la provenance des signaux musculaires, ils ont mis au point un système à six électrodes EMG à placer dans le vagin. Les trois premières, celles du myographe vaginal sont mises en place directement sur la plate-forme orgastique ou sur le muscle pubo-coccygien, tandis que les trois autres sont disposées, par aspiration du myographe utérin, à même le col de l'utérus. Une électrode simple détecte sans discrimination les signaux musculaires provenant de l'ouverture vaginale ou de la partie la plus profonde du vagin, et il est impossible de les reconnaître : ce qui revient à écouter un disque stéréophonique avec un casque mono. Vous entendez toutes les notes, mais sans pouvoir dire d'où elles viennent.

Des expériences pilotes avec ce système à six électrodes ont donné des résultats prometteurs. C'est ainsi qu'une stimulation intensive du gland du clitoris avec un vibromasseur a permis de détecter une activité musculaire deux fois plus intense au niveau du pubo-coccygien que dans l'utérus, tandis qu'une stimulation plus lente et manuelle du clitoris donnait exactement le résultat contraire [9]. Il se peut qu'une stimulation ralentie ait plus d'effet sur le corps (la tige gracile) et l'embase du clitoris, qui sont reliés au nerf pelvien; de son côté, le nerf pudendal serait plus sensible à la stimulation du gland du clitoris. Ces observations sont compatibles avec notre « théorie des deux nerfs ».

Lors d'une autre étude, Perry et Whipple ont pu observer un sujet qui disait connaître régulièrement deux types d'orgasmes; l'un, « superficiel » était déclenché par la stimulation clitoridienne, tandis que l'autre, plus profond, était du type utérin et ne se produisait que lors d'un coït « quand il y a beaucoup d'affection ». La masturbation clitoridienne révéla une réponse modeste au niveau du col de l'utérus (10); en revanche, la stimulation du point G donna une

---

9. John D. Perry et Beverly Whipple, « Two Devices for the Physiological Measurement of Sexual Activity ».

réponse orgasmique de 14 microvolts [10]. Après avoir étudié les trois catégories définies par Singer et les rapports des expériences, Perry et Whipple proposèrent un nouveau schéma, dans lequel les orgasmes chez la femme étaient représentés par un continuum. A une extrémité, se trouvaient les orgasmes « externes » (déclenchés par la stimulation clitoridienne), qui faisaient surtout intervenir l'activité du muscle pubo-coccygien ; à l'autre extrémité, les orgasmes « profonds » ou « utérins » décrits par Singer. Le diagramme résultant est une combinaison des deux théories :

Le continuum de réponse orgastique de Perry et Whipple

Références	**1----2----3----4----5----6----7----8----9----10**		
Catégories de Singer	Orgasme vuval	Orgasme combiné	Orgasme utérin
Foyer de réponse musculaire	Muscle pubococcygien	Les deux	Utérus
Point de déclenchement commun	Clitoris	Plusieurs	Point G
Principal nerf impliqué	Plexus honteux	Les deux	Nerf pelvien et plexus hypogastrique
Nombre d'orgasmes	Un ou multiple	Un ou multiple	Un : terminal
Foyer des sensations	Plate-forme orgasmique	Vaginal	Utérus et organes pelviens
Équivalent chez l'homme	Orgasme sans émission de semence	Orgasme éjaculatoire typique	Émission non éjaculatoire
Dénominations courantes	Orgasme clitoridien	Orgasme vaginal	Orgasme vaginal

10. John D. Perry et Beverly Whipple, « Multiple Components of the Female Orgasm ».

La colonne de gauche se rapporte à l'orgasme « vulval » décrit par Masters et Johnson. Il est appelé « clitoridien » par les freudiens car le clitoris est le point habituel de départ de la stimulation. La manifestation la plus apparente de la réponse sexuelle est une série de contractions rythmées du muscle pubo-coccygien [11].

Les personnes qui connaissent cet orgasme ont l'impression qu'il est localisé au niveau des parties génitales superficielles, ou immédiatement au-dessous de la surface. L'ampleur des réactions dans l'ensemble du corps constitue un continuum complètement indépendant ; il peut aller des contractions cloniques très légères localisées dans les organes génitaux, aux vibrations dans l'ensemble de la musculature du sujet. En règle générale cependant, les réactions sont plutôt localisées. Chez certaines femmes, les orgasmes de ce type peuvent être déclenchés directement par une stimulation au vibromasseur.

> *Tandis que notre sujet se masturbait avec son vibromasseur personnel, l'activité de son muscle pubococcygien était contrôlée par myographie vaginale. En une heure, nous avons enregistré quelque 70 orgasmes légers, consistant en 6 à 12 contractions du pubo-coccygien, sous la forme décrite par Masters et Johnson. Le sujet a affirmé que, chez elle, elle arrivait quelquefois à 200 orgasmes légers – mais elle ajouta qu'au niveau émotionnel, ils n'étaient pas très assouvissants.*

A l'autre extrémité du continuum, nous trouvons les orgasmes décrits par Singer comme « utérins » et par d'autres, comme « profonds ». Certains orgasmes « vaginaux » peuvent entrer dans cette catégorie, mais vous remarquerez que le terme *vaginal* se rapporte aussi à la colonne du milieu. Bien que cet orgasme « combiné » intervienne pratiquement toujours en réponse à la poussée du pénis lors du coït, il a pu quelquefois être observé en réaction à une stimulation

11. Patricia Gillan et G. S. Brindley, « Vaginal and Pelvic Floor Responses to Sexual Stimulation ».

manuelle directe du point G, notamment chez les femmes capables d'éjaculer. Nous avons émis l'hypothèse que le point G pouvait bien être le centre nerveux, ou le point focal de la stimulation pour ce type d'orgasme; le nerf pelvien et le plexus hypogastrique seraient alors les deux grandes voies nerveuses. La réponse est toujours localisée dans l'utérus, mais d'autres structures pelviennes voisines (la partie haute du vagin, la vessie, les structures porteuses et les muscles) peuvent aussi jouer un rôle, notamment en cas d'éjaculation.

Les femmes qui ont entrepris un entraînement ont plus de chances que les autres de savoir reconnaître cet orgasme s'il se produit [12]. Sachant que beaucoup de femmes ne prennent conscience de la sensibilité de leur utérus qu'à partir du moment où elles sont enceintes, cette relation n'a rien de surprenant. Nous avons aussi interrogé des femmes opérées d'une hystérectomie et qui affirment que leurs orgasmes se produisent à l'endroit où « se trouvait l'utérus ».

Singer dit qu'en règle générale, l'orgasme « utérin » assouvit, voire, termine le rapport. Ce qui signifie qu'après lui, vous pouvez passer plusieurs heures sans avoir envie d'un autre orgasme. Julian Davidson, Ph. D., de l'université de Stanford, a élaboré une « hypothèse bipolaire » de la sexualité humaine, qui complète notre théorie du continuum; selon lui, il se pourrait que ce type d'orgasme déclenche un mécanisme musculaire d'assouvissement [13]. Cependant, sachant que l'essentiel des comportements sexuels humains sont plus souvent appris que contrôlés par les hormones ou des facteurs physiologiques, Perry et Whipple ont émis l'hypothèse que le caractère concluant de certains orgasmes pouvait être lui aussi un comportement appris. Ceci semble être confirmé par les cas d'orgasmes décrits comme « orgasmes éjaculatoires multiples », qui durent parfois une heure ou plus, en réponse à une stimulation du point G.

Mais revenons au diagramme. Si l'on est capable, en

12. Mary Jo Sholty, « Female Subjective Sexual Experience ».
13. Julian Davidson, « The Psychobiology of Sexual Experience ».

théorie, de décrire les cas « purs » des deux extrémités du continuum orgasmique, les orgasmes vulval (repère 1) et utérin (repère 10); en revanche, nous pensons que, la plupart du temps, les sujets connaissent des orgasmes intermédiaires. Ce qui signifie que, *la plupart* des orgasmes sont « combinés » et peuvent se situer à n'importe quel point du continuum orgasmique. Par exemple, un orgasme qui en théorie se trouve à la Référence 3 du continuum, fait intervenir une stimulation clitoridienne plus importante qu'un orgasme situé à la Référence 6. Le fait que le corps du clitoris soit fréquemment stimulé lors du coït, comme Masters et Johnson l'ont montré, ne fait que rendre plus crédible la notion d'orgasme « combiné ». Les nerfs *honteux* et pelvien étant reliés à la fois à la moelle épinière et en différents endroits, la stimulation érotique détectée par un nerf peut être « mélangée » dans une autre région; ce qui nous amène à une autre explication.

Nous trouvons les données requises dans la deuxième étude Ladas. Plus des trois quarts des sujets interrogés ont affirmé connaître plus d'un type d'orgasme et plus d'un quart disaient connaître plus d'un type d'orgasme vaginal.

Le diagramme des réponses orgasmiques se réfère essentiellement à l'orgasme chez une femme, mais nous y avons inclus l'équivalent chez les hommes.

Au niveau interne, l'anatomie de l'homme diffère de celle de la femme uniquement par l'absence de l'utérus et de l'appareil reproducteur relatif. Le système nerveux et la musculature sont identiques à ceux de la femme, les différences visibles se trouvant au niveau des organes externes.

Notre impression première est que la plupart des hommes apprennent très vite à avoir des orgasmes « combinés », ou typiquement masculins et éjaculatoires. De prime abord, on peut être tenté de croire que l'aptitude à l'orgasme éjaculatoire est simplement un atout biologique; mais ce serait oublier un élément extrêmement important, à savoir, que l'on enseigne généralement aux hommes (« on », c'est-à-dire, leurs semblables) comment atteindre à l'orgasme par la masturbation. Que ce soit « entre copains » ou à l'école, par le bouche à oreille, un jeune garçon apprend qu'il est viril de faire jaillir du liquide, et d'autant plus viril que la semence est abondante.

Bien qu'il soit généralement inculqué à un homme que le seul orgasme véritable consiste en un jet de sperme, certains s'essayent à l'orgasme sans éjaculation, et le cultivent même : il correspond à l'orgasme « vulval » de la femme et fait intervenir des contractions du muscle pubo-coccygien. D'autres, en revanche, se sont faits les champions de l'orgasme non convulsif, plus « profond », qui semble mettre en jeu des contractions internes (dont les signaux sont véhiculés par le nerf pelvien), et est accompagné de l'émission de quelques gouttes de semence. Bien entendu, nous ne dirons pas que telle ou telle pratique est « la bonne » pour un homme ou une femme. Toutefois, si le fait de mieux informer sur un type d'orgasme ou un autre peut aider les hommes et les femmes à savoir qu'un large éventail de possibilités leur est ouvert, ce sera positif.

En la matière, l'orgasme multiple est un bon exemple. Depuis que Masters et Johnson ont démontré qu'au moins l'orgasme « vulval » pouvait se répéter (et se répétait effectivement) un bon nombre de fois en une seule séance amoureuse, les autorités compétentes se sont entendues pour reconnaître que, théoriquement, toute femme est apte à l'orgasme multiple.

Au regard de la théorie bioénergétique, les orgasmes multiples sont superficiels et peu assouvissants, ce qui résulte d'une incapacité à contenir l'excitation pour l'amener à un orgasme total [14]. Néanmoins, 72 pour cent des femmes participant à l'étude Ladas affirmaient qu'il leur arrivait d'avoir des orgasmes multiples et parmi elles, 75 pour cent disaient que leurs sensations étaient orgasmiques par nature, tandis que 42 pour cent considéraient que l'analyse bioénergétique avait favorisé chez elles l'orgasme multiple. Les témoignages sur l'orgasme multiple étaient en contradiction avec les lois communément admises de la bioénergie, et jusqu'à l'élaboration de la théorie de Perry et Whipple, il restait difficile d'expliquer pourquoi. En étudiant le graphique du conti-

14. Alexander Lowen, *Amour et Orgasme.*

nuum de réponse orgastique, on remarque que les orgasmes multiples se produisent souvent avec des orgasmes « combinés », pas seulement avec des orgasmes clitoridiens.

Il était démontré qu'une femme pouvait avoir un orgasme multiple; en revanche, on pensait que l'homme en était incapable. Mais récemment, différents témoignages ont révélé que l'orgasme multiple était tout à fait possible pour l'homme aussi [15]; certains témoins ont même rapporté que l'assouvissement le plus intense résultait d'une série d'orgasmes « profonds », culminant avec un jet final de semence. Mais il y a des conditions : un muscle pubo-coccygien en bonne condition, et être suffisamment convaincu pour ne pas renoncer si l'on a échoué à la première tentative. Une bonne forme physique générale est aussi un atout important.

Paradoxalement, nos recherches sur la sexualité nous ont aidés à mieux comprendre un sexe en étudiant l'autre. La connaissance de la prostate de l'homme a permis d'éclairer les témoignages sur cette zone érogène chez la femme, que nous avons appelée le point G. Réciproquement, l'approche des mécanismes sexuels du point G aidait à mieux percevoir les fonctions érotiques de la prostate de l'homme.

Il est un autre domaine dans lequel on constate que la femme et l'homme sont plus proches que différents : le fait que le corps tout entier soit investi par l'orgasme. En sexologie traditionnelle, les mots jouissance et orgasme sont utilisés indifféremment, sans distinction. C'est faire fi de l'existence d'un autre continuum de réponse sexuelle, qui va de la jouissance à l'orgasme.

Wilhelm Reich faisait la distinction entre la jouissance, une sensation érotique localisée, et l'*orgasme,* qui met en jeu l'ensemble de la musculature du sujet, pas seulement le bassin. Une jeune femme de vingt-deux ans qui est venue nous demander conseil, illustre de façon vivante la différence :

Je n'aime pas tellement faire l'amour avec Clifford

---

15. Mina B. Robbins et Gordon D. Jensen, « Multiple Orgasms in Male ».

parce que je ne sais pas ce qu'il ressent. Au plus fort de l'excitation, quand il jouit, il ne fait pas un bruit. Je ne le sens, ni ne l'entends respirer, et tout se passe seulement dans son pénis. Ça me gêne, parce que moi, je fais beaucoup de bruit, et tout mon corps se contracte et se détend, comme un accordéon. C'est bon, mais je ne me sens pas assez proche de lui.

Si vous ne vous donnez pas complètement, disait Reich, vous n'êtes pas complètement assouvi, et toute cette énergie contenue cherchera à se libérer par d'autres voies, souvent plus destructrices [16].

Un homme qui est venu consulter pour une analyse bioénergétique se plaignait de souffrir de maux de tête aveuglants chaque fois qu'il faisait l'amour. Il disait avoir le même problème quand il écoutait de l'opéra, car la voix humaine le pénétrait à tel point que tout son corps « vibrait ». Une thérapie élimina les tensions de la région occipitale, et bientôt, il put faire l'amour et écouter sa musique préférée en toute sérénité.

Les « vibrations », comme cet homme les appelait lui-même, voici une autre notion qui ne figure pas dans les manuels de sexologie, bien que la poésie et les romans d'amour y fassent allusion. Dans *The Way to Vibrant Health,* Alexander et Leslie Lowen écrivaient que « les vibrations sont la clef de la vie... Un corps vivant est en constante vibration, qu'il soit éveillé ou endormi... Un corps vivant est sans cesse en mouvement; il n'est réellement immobile que dans la mort [17] ». Une femme écrit :

Pour moi, il est essentiel que mes jambes soient libres quand je fais l'amour... il faut qu'elles soient libres pour que je puisse avoir un véritable orgasme. Une fois que je commence à jouir, j'ai besoin que mes jambes puissent battre en toute liberté. Si j'ai les jambes blo-

16. Wilhelm Reich, *La fonction de l'orgasme.*
17. Alexander Lowen, *The Way of Vibrant Health.*

quées, c'est le haut de mon corps qui s'agite et l'orgasme n'est pas aussi fort; je ne jouis pas autant.

Toujours selon Lowen, le plaisir est lié à la tendresse ou aux sentiments « du cœur ». Comme le dit un homme : « La jouissance est une libération des tensions sexuelles, mais l'orgasme est une satisfaction plus profonde que je ne peux éprouver que quand j'y mets du cœur. »

Cependant, comme l'écrit Lowen, l'assouvissement n'est pas au même niveau que la jouissance, et dépend de la plénitude de la relaxation [18]. Si la jouissance est limitée aux organes génitaux ou au bassin au lieu d'être répartie dans l'ensemble du corps et si la relaxation n'est que partielle du fait de spasmes musculaires chroniques, l'assouvissement n'est pas total. Comme on lui demande si elle fait la distinction entre la jouissance et l'orgasme, cette femme répond :

Les sensations de la jouissance se limitent aux organes génitaux; elles sont d'origine clitoridienne. C'est bon, mais il n'y a d'assouvissement nulle part. Les sensations de l'orgasme viennent du plus profond de soi; elles envahissent la tête, les mains et les pieds, et dans les grands jours, tout le reste du corps; quelquefois, elles déclenchent des sentiments d'amour très profonds, ou de la tristesse (et cela finit dans la joie ou les larmes).

Voici maintenant ce que nous ont dit d'autres témoins des deux sexes :

La jouissance est limitée au vagin, avec des contractions dans l'abdomen et une longue décharge de liquide chaud. L'orgasme envahit tout le corps et on sent monter une grande douceur à laquelle on s'abandonne. Ça me donne l'impression de baigner dans du miel et je me sens bien, affectivement, mentalement, et physiquement.

---

18. Alexander Lowen, « Movement and Feeling in Sex ».

La jouissance est une sensation érotique au niveau du pénis. L'orgasme est une réaction plus générale qui envahit tout l'organisme.

La jouissance – l'apogée de l'excitation qui mène à l'orgasme. L'orgasme – la sensation de ruissellement qui prolonge la jouissance.

Jouir me laisse insatisfaite : l'orgasme me donne un sentiment de délivrance.

Je suis plus sensible au va-et-vient de l'orgasme de haut en bas, et je ne cherche plus à le retenir.

En d'autres mots, ce que les gens qualifient généralement de « pas très bon orgasme », n'est autre que ce que nos correspondantes appellent la « jouissance ».

Sur les 131 personnes qui ont répondu au deuxième questionnaire d'Alice Ladas, 60 ont fait la distinction entre jouissance et orgasme. Sur ces 60 personnes, environ quatre-vingt-dix pour cent ont précisé que l'orgasme fait intervenir des contractions involontaires dans l'ensemble du corps, que le « cœur » compte plus, et que la respiration est plus forte. Quatre-vingt pour cent ont ajouté qu'il était accompagné de gémissements involontaires. Pour que l'ensemble du corps puisse être agité de contractions cloniques et se purger de son énergie, non seulement il est nécessaire que les muscles ne soient pas contractés de façon chronique ou trop flasques, et que la respiration soit dégagée, mais il faut aussi pouvoir s'exprimer bruyamment lors des rapports. Se laisser aller est plus facile quand on se sent à l'aise avec son partenaire et que l'on connaît bien son propre corps.

La théorie « de la double innervation », de Perry et Whipple, peut expliquer comment la jouissance impliquant le muscle pubo-coccygien et l'utérus, peut être communiquée, via le nerf pelvien, aux autres parties du corps, et peut – tout au moins en partie – être à l'origine de la distinction que les sujets font entre la jouissance et l'orgasme. Les participants à l'étude Ladas ont révélé que les sensations dans l'ensemble du corps ajoutaient à leur plaisir et rendaient les rapports amoureux plus communicatifs, plus profonds, et plus assouvissants.

Des études approfondies sur des groupes non encore familiarisés avec les travaux de Reich et de Lowen seraient nécessaires pour expliquer la nuance entre jouissance et orgasme, ainsi que les niveaux par lesquels ceci est lié à la théorie « des deux nerfs ». Ce que nous savons déjà, c'est qu'hommes et femmes sont conscients de la différence, puisqu'ils assurent que l'orgasme « assouvit plus » que la jouissance localisée.

Ainsi, nous nous trouvons en présence de plusieurs continuums orgasmiques. Inéluctablement, d'aucuns diront qu'ils préfèrent les orgasmes reportés à un point ou un autre de chaque continuum. Nous ne nous permettrons pas de faire de jugements de valeur sur le point des continuums où se situe chacun. Nous nous contenterons de souhaiter que chacun ait connaissance des différentes options et des moyens d'y parvenir. Comme nous l'avons déjà dit – mais cette mise en garde est suffisamment importante pour mériter d'être répétée – n'utilisez pas les informations données dans le cadre de ce livre pour vous donner de nouvelles normes – à vous ou à votre partenaire – vous ne feriez que ternir votre plaisir.

6

LE MIEUX EST L'ENNEMI DU BIEN

Tout au long de ce livre, vous avez appris un certain nombre de choses sur les aspects physiques de la sexualité humaine. Ces découvertes ont pu vous toucher à un niveau intime et de différentes façons. Peut-être éprouvez-vous un soulagement, comme cette habitante du Missouri, de trente-six ans, et qui est mariée depuis quatorze ans avec le même homme :

> *Je me sentais anormale parce que j'éjaculais quand je faisais l'amour, pendant les préliminaires, et aussi pendant le coït. Je dois mettre une serviette en dessous. Le liquide n'est pas de l'urine, car après les rapports j'ai besoin de faire pipi. Il est clair et sans odeur. Je connais le point dont vous parlez et mon mari le trouve en se guidant par mes réactions. Je voulais vous écrire seulement pour vous dire que maintenant, je sais qu'il y a d'autres femmes comme moi. Merci de m'avoir aidée à me réconcilier avec moi-même. J'ai lu des livres, mais je n'y ai jamais rien trouvé sur mon « problème ».*

Cette autre femme vit dans le Massachusetts ; elle a vingt-huit ans et abonde dans le sens du témoignage précédent.

Elle nous a écrit une lettre de cinq pages sur son passé. En voici un extrait :

A quatre ans, j'ai commencé à me servir de mon petit ours avec son nez rond, pour stimuler mon point. Un jour, ma mère m'a surprise sous les draps... et je n'ai jamais revu mon ours. A six ans, j'ai commencé à jouer avec mon clitoris; c'était bon, mais cela ne me suffisait pas. Plus tard, en me comparant avec mes copines, j'ai réalisé que j'étais différente. Je n'avais pas vingt ans quand j'ai eu mon premier copain régulier. On faisait l'amour le samedi matin, à l'arrière d'une voiture, quand ma mère allait chez sa coiffeuse. Il a trouvé mon « point spécial » et c'est comme ça que j'ai eu mes premiers orgasmes multiples. Par la suite, j'ai lu Kinsey et Masters et Johnson et j'ai voulu apprendre à réagir du clitoris, mais je n'y arrivais pas. J'avais vingt-deux ans quand je me suis aperçue de tout ce liquide qui coulait. Cette fois, j'en étais sûre, pas de doute : je n'étais pas normale. Puis il y a eu le Rapport Hite et cela confirmait ce que je n'arrivais pas à accepter. Je ne pensais même pas comme une femme moyenne. Je pensais en homme, alors que j'étais très féminine. Je me suis dit que je devais être hermaphrodite. J'essayais de ne pas trop y penser mais j'étais encore plus préoccupée par mon « problème » quand j'ai fait l'amour pour la première fois avec mon mari. Il était sidéré quand j'ai eu mon orgasme avant lui et que mon vagin l'a littéralement expulsé. Si je vous raconte ainsi ma vie, c'est avec l'espoir qu'à l'avenir, d'autres pauvres jeunes filles se verront épargner le désespoir et ce sentiment d'abandon que l'on ressent parce qu'on est différente, et que l'on n'est pas dans la catégorie « normale ». Dieu soit loué pour vos découvertes.

De l'Alabama, une femme écrit :

Quand j'avais dix-huit ans et que j'étais mariée depuis quelques mois, j'ai eu ma première expérience

« effrayante » d'un orgasme avec le liquide. Sur le coup, j'ai cru que j'urinais et, vingt et un ans plus tard, je continuais de me sentir anormale.

J'avais – et j'ai encore – cette sensation de plénitude, ce besoin de pousser, et cette décharge de liquide très chaud. Comme je lis beaucoup, depuis plusieurs années, j'ai cherché quelque chose de semblable à ce que je ressentais, en vain. Depuis longtemps, je voulais que mon mari lise des livres sur le couple et les techniques de l'amour, car on y parlait beaucoup des contractions de la femme pendant l'orgasme, mais je ne les lui ai jamais donnés. De temps à autre, il faisait de l'éjaculation précoce et je voulais qu'il lise des choses là-dessus pour qu'il sache que ça ne voulait pas dire qu'il faisait mal l'amour, et que ça pouvait arriver. Mais d'un autre côté, je ne pouvais pas lui mettre ces livres dans les mains, car il aurait lu des choses sur l'orgasme de la femme et il aurait appris que ce n'était pas un orgasme que j'avais, mais que j'urinais; s'il croyait ça, j'en serais morte de honte. Vous comprenez, il est aux anges chaque fois que j'ai un orgasme; je crois que c'est parce qu'il pense que toutes les femmes sont comme ça – moi, je savais que c'était différent.

Mais maintenant, je suis vraiment heureuse de savoir que je suis tout à fait normale et que je peux aimer mon mari en toute tranquillité, au lieu de retenir ces sensations intenses que j'ai quand je me sens comblée, merveilleusement bien. Vous ne pouvez pas imaginer ce que cela m'a fait de vous lire. Je me sens vraiment libérée et plus tranquille; et peut-être que maintenant, je pourrai m'exprimer mieux.

Mais au lieu de vous avoir seulement soulagé, ces découvertes vous ont peut-être enhardi et, comme à ce jeune homme de vingt-sept ans du Wyoming, donné soif de découvrir de nouveaux plaisirs avec votre partenaire!

Avant d'entendre parler de l'éjaculation féminine, ma femme n'atteignait à l'orgasme que par la stimu-

lation clitoridienne, buccale, ou manuelle. Puis, nous avons commencé à nous exercer et, au bout d'un mois, alors que Joanna était sur moi, elle a eu une perte abondante, d'un liquide d'apparence laiteuse. Je l'ai rassurée et encouragée à en jouir et bientôt, elle est devenue beaucoup plus sensible au coït.

Cette femme vit depuis quinze ans avec la même partenaire. Elle abonde dans le même sens :

Suzanne et moi avons été très intéressées par ce que vous dites du point de Gräfenberg et nous avons découvert de nouveaux plaisirs forts en nous stimulant mutuellement à cet endroit. Nous sommes devenues beaucoup plus hardies, en introduisant nos doigts dans le vagin l'une de l'autre.

De l'Arizona, ce monsieur de quarante-huit ans écrit :

La découverte du point G nous a été très bénéfique. Dana n'aimait pas que je joue avec son clitoris et c'est tout ce que j'avais appris dans les livres. Quand nous avons su comment trouver le point G, nous avons essayé, et notre vie sexuelle est redevenue aussi excitante qu'au début de notre mariage.

Cette femme de vingt-sept ans, de l'Iowa, mère de quatre enfants, écrit :

C'est merveilleux de se savoir normale. Pendant des années, je me suis demandé... faire l'amour, ce n'est que ça? Mais j'ai été éclairée quand j'ai découvert que j'avais aussi ce point dont vous parliez! Ça me fait vraiment plaisir de savoir que le sexe, ça va beaucoup plus loin que ce que ma mère m'a appris.

Mais il se peut que vous ne soyez ni excitée, ni soulagée et que, comme cette habitante de la Caroline du sud, vous ayez constaté que votre muscle pubo-coccygien n'était pas en bonne condition; ce qui a pu vous décider à vous munir du matériel conseillé, pour redonner de la vigueur à votre muscle.

> *Quand j'ai su l'importance du tonus musculaire, j'ai repensé à mon passé... la naissance difficile de mon deuxième enfant, et mes pertes d'urine chaque fois que je riais ou toussais. Grâce à vos précieux conseils, j'ai pu entreprendre par moi-même des exercices du muscle pubo-coccygien et au bout de deux mois, je pouvais tousser, éternuer, ou rire, sans problème. Et j'ai pu arrêter de mettre des kleenex dans mes culottes par précaution. Maintenant, ce n'est plus nécessaire.*

Ou peut-être avez-vous eu la même réaction que cet habitant du Maine :

> *Notre prise de conscience de l'importance du tonus musculaire nous a considérablement aidés. Après que Kim a mis au monde notre troisième enfant, le coït me donnait beaucoup moins de plaisir. Kim était devenue trop large, trop flasque. Je ne pouvais pas le lui dire. Il me paraissait injuste de me plaindre d'une conséquence liée au fait qu'elle avait mis au monde nos enfants, d'autant plus que l'on ne pouvait rien y faire. Puis, j'ai entendu parler de vos travaux, et j'ai trouvé le courage de dire à Kim qu'il serait peut-être bien qu'elle fasse quelques exercices de Kegel. Il nous est même arrivé de nous entraîner quand j'étais en elle. Quel changement pour nous deux! En fait, Kim non plus n'était plus satisfaite de nos rapports et maintenant, c'est de nouveau fabuleux.*

Mais peut-être, comme ce septuagénaire et sa femme de cinq ans sa cadette, avez-vous intégré les nouvelles informations à vos pratiques :

> *Ces dernières années, Mary avait plus difficilement un orgasme lors du coït, ce qui, depuis notre mariage,*

n'avait jamais été un problème. Quand nous avons su qu'il existait deux sortes d'orgasmes nous avons décidé de recourir à la stimulation clitoridienne pendant le coït. Ça aidait beaucoup Mary. Si nous avions continué à croire au coït sans stimulation clitoridienne, nous n'aurions jamais eu le courage d'essayer cette nouvelle façon.

Ce couple s'est décidé pour la première fois à acheter un vibromasseur pour s'essayer aux orgasmes « combinés » décrits par Singer :

Nous avons compulsé un catalogue de vente par correspondance et commandé un vibromasseur pour pouvoir stimuler vigoureusement mon clitoris tandis que Jim poussait fort. Nous n'avons pas vraiment besoin de ça, mais c'est une agréable variante par rapport à notre façon « classique » de faire l'amour.

Un Don Juan (comme il le dit lui-même), se plaint que nos recherches lui ont fait perdre de sa compétitivité :

Pendant vingt-cinq ans, j'ai mené une vie sociale et sexuelle active; je me tenais au courant de tout sur la robinetterie des hommes et des femmes, avec le seul but de devenir expert dans les choses du sexe. Votre découverte et la publicité qui en a été faite m'ont coûté un précieux secret que je gardais jalousement.

Ce dont il ne se doute pas, c'est que c'est un peu un « secret de polichinelle ». Ceux qui le connaissent sont nombreux; comme ce couple de retraités, qui nous écrit :

Mon Dieu, se peut-il que vous découvriez seulement maintenant cette histoire de « Gräfenberg »? Ma femme et moi sommes mariés depuis cinquante et un ans et il ne nous a pas fallu six mois après nos premiers rapports pour découvrir cet endroit précis. Nous l'avons appelé « truffe de lapin ». Et ça marche encore. Suivant les conditions, nous ne sommes pas toujours arrivés à l'orgasme par cette méthode, mais à au moins quatre-vingt-dix pour cent du temps.

Certains, comme l'auteur de la lettre suivante, ont éprouvé le besoin d'attirer notre attention sur les risques inhérents à nos révélations : « Il n'est malheureusement pas possible de vérifier comment les informations que vous proposez seront perçues et utilisées. Il ne faut pas que ces nouvelles connaissances engendrent des pressions accrues chez tous ceux d'entre nous qui ont des problèmes au niveau sexuel. » Et il a tout à fait raison. Tout le monde n'a pas été enchanté par nos « informations ». Nous n'avons reçu que deux lettres de personnes se disant choquées et estimant que « ce genre d'informations devrait rester confidentiel et ne pas sortir des cabinets médicaux, des réunions privées, et des chaînes de TV à circuit fermé »; en revanche, nous avons reçu plusieurs lettres de personnes qui, comme cette femme de trente-deux ans, vivant en Pennsylvanie, se plaignent que leurs contraintes sont devenues plus pesantes.

Chaque fois que nous faisions l'amour, mon mari me demandait : « Tu as joui, tu as joui ? » Je n'aimais pas beaucoup ça. Il me semblait qu'il devait le savoir sans me le demander; c'était comme s'il l'exigeait. Maintenant, vous savez ce qu'il dit ? « Tu as giclé, tu as giclé ? » Par moments, j'ai envie de lui taper dessus... mais je ne le fais pas. Il devrait le savoir! De toute façon, je n'éjacule pas, et ça ne m'est jamais arrivé. C'était déjà suffisamment pénible d'avoir quelqu'un qui attendait de moi un orgasme. Maintenant, je suis aussi censée éjaculer.

Voici le témoignage d'une Américaine vivant dans le Dakota du sud et qui dit que son équilibre s'est trouvé perturbé :

Maintenant, mon mari est convaincu que toute femme a un point G et la nuit dernière, il a passé une heure à me faire trouver le mien. J'ai toujours aimé la stimulation clitoridienne et jusqu'à ce que nous entendions parler de vos recherches, Raymond était parfaitement satisfait de notre vie sexuelle. Mais maintenant, il s'acharne tellement à trouver autre chose que nous sommes toujours en train de nous disputer.

Et cette protestation d'un homme de vingt-cinq ans :

Depuis que ma femme a entendu parler du point G et de l'éjaculation féminine, elle refuse de me laisser jouer avec son clitoris, que ce soit avec les doigts, ou la langue. Avant, elle aimait toujours ça. Maintenant, elle ne veut plus de travaux d'approche (alors que j'aime bien ça) et elle me reproche de faire mal l'amour parce que je ne l'aide pas à éjaculer. Je ne suis pas l'homme le plus endurant du monde, mais je ne décharge pas si vite que ça. Pourquoi avez-vous gâché notre plaisir ?

Il serait facile d'arguer que ces couples sont les exceptions qui confirment la règle, que leurs réactions reflètent une hostilité inhabituelle et que de tels propos sont rares. Bien que nous ayons reçu peu de réponses de cette nature, à notre avis, ces commentaires reflètent un mode de pensée malheureusement très répandu.

Le conformisme est une source de pression. Nous appartenons à une culture qui, en paroles tout au moins, exalte les vertus de l'individualité et incite les gens à « faire chacun son truc », à se montrer originaux et créatifs, à être eux-mêmes. Pourtant, chaque groupe, chaque frange de la société a ses règles tacites. Même les marginaux, les « sexuellement libérés » et les hippies (dans un passé pas si lointain), ont leur propre code. Dans certains lieux, on vous fait sentir que vous n'êtes pas à votre place si vous n'êtes pas habillé à la mode du jour, en d'autres vous paraîtrez déplacé si vous êtes trop à la mode. Tandis que certains assistent régulièrement aux offices religieux, d'autres raillent. Les mères libérées encouragent leurs petits garçons à jouer à la poupée, tandis que les mamans « traditionnelles » sont horrifiées de voir leurs fils préférer la poésie au base-ball. Dans certains groupes sociaux, être homosexuel est pratiquement un crime; tandis que dans d'autres, l'homosexualité est considérée comme une vertu. Si vous êtes « de gauche » et que tout le monde autour de vous est « de droite » (ou l'inverse), vous vous sentirez en permanence « sous pression » : cette pression pour un conformisme est omniprésente.

Ce livre est truffé d'exemples d'hommes et de femmes qui à un moment ou à un autre de leur vie se sont sentis mal à l'aise parce que leurs expériences sexuelles étaient différentes de ce qu'elles « devaient » être selon ce qui leur avait été inculqué. Quelques-uns ont parlé de leur « anomalie » avec d'autres personnes, mais ont fini par renoncer, comme cet habitant de l'Alaska, qui a finalement préféré garder tout cela pour lui.

> *J'étais en train de parler de sexe avec mon frère. Il me disait ce qui faisait jouir (pardonnez-moi l'expression, mais c'est celle qu'il a employée) sa femme. J'ai dit : « Les femmes ne font pas ça! » Il a répondu : « Si, elles aussi. » Alors, j'ai dit : « Tu es fou », et la discussion en est restée là. Mais plus tard, en faisant l'amour avec ma femme, il m'arrivait de temps en temps de sentir un jet de liquide battre contre les flancs de mon pénis. C'était comme un pistolet à eau. Ça sortait par rafales. La première fois, je lui ai demandé si elle venait d'avoir une sorte d'éjaculation. Elle m'a dit non, qu'elle n'avait rien remarqué de la sorte. J'ai dit : « Tu veux dire que tu n'as rien senti jaillir de toi? » Elle m'a répondu : « Non, ce doit être ton imagination. » Alors depuis, je n'ai plus rien dit. Je l'avais remarqué, et je continuais à m'interroger, mais je n'en ai pas reparlé, sachant que sa réponse serait la même.*

Comme des milliers d'autres qui nous ont écrit pour dire qu'ils n'avaient encore jamais parlé à personne de leur vie sexuelle, ce monsieur s'est confié à nous, dans l'espoir d'aider d'autres personnes éprouvant le même malaise vis-à-vis d'eux-mêmes et de leurs partenaires.

Maintenant, je sais pourquoi mon ex-femme préférait certains mouvements et certaines positions quand nous faisions l'amour. Je précise que le sexe était un aspect réussi de notre mariage. J'espère ne pas choquer en me montrant trop descriptif, mais une de mes positions favorites consistait à m'installer dans un fauteuil à dossier inclinable. Elle se couchait sur moi, ou se mettait à califourchon. Le dossier réglable multipliait les possibilités. Nous n'en avons jamais parlé à personne.

Nous appréhendons qu'avec ces nouvelles informations, certaines personnes ne gâchent le plaisir qu'elles connaissaient avant. En effet, au lieu d'enrichir leur vie, la découverte du point G et de l'éjaculation chez la femme risque d'amener certains lecteurs à se concentrer entièrement à ce que, par erreur, ils prennent pour « le mieux », et ainsi, à gâcher ce qu'il y a de « bon » dans leurs pratiques courantes.

Nous ne voulons pas créer de nouvelles contraintes chez les hommes ou les femmes. Le sexe a vocation de plaisir et quand il est orienté vers un objectif précis, le plaisir est souvent moindre. Les faits que nous avons présentés indiquent que chez chaque individu, la jouissance et l'orgasme sont vécus de bien des façons spécifiques. Ainsi, nous voulons que les femmes qui éjaculent sachent que c'est une réaction naturelle et qu'il est normal d'aimer cela. Il faut qu'une telle information soit accessible à tous et à toutes, sans pour autant créer une contrainte vers une « normalisation ». Il faut que les femmes qui n'éjaculent pas se sentent bien elles aussi et qu'elles apprécient toutes les formes de plaisir qu'elles connaissent déjà, sans s'obstiner à rechercher l'éjaculation, ni regretter qu'elles ou leurs partenaires perdent quelque chose d'essentiel.

La sexualité est une grande composante de la vie, de la vie de tout être humain. De naissance, nous sommes des créatures sexuelles, et le restons tout au long de notre existence. Mais nous avons la liberté de nous exprimer comme nous le voulons. La sexualité est un domaine infiniment plus vaste que les sensations génitales elles-mêmes. Elle inclut le toucher, l'étreinte et bien d'autres activités. Se trouver dans les bras de quelqu'un peut combler une personne, de la même façon que toucher une main. Il y a des gens dont les relations sexuelles ne comportent jamais de contact génital avec les partenaires. La jouissance et l'orgasme ne sont pas une finalité impérieuse. Nombreux sont les adultes qui, s'imaginant que c'est ce que l'on attend d'eux, intègrent le contact charnel à leur relation, alors qu'il n'y a pas sa place et qu'il limite au contraire une relation déjà suffisamment riche. Il arrive souvent que l'on rate une relation intime par crainte que l'expression sensuelle de l'amitié ne puisse nécessairement être « achevée » qu'avec le sexe. Ce n'est pas parce que beaucoup d'hommes et de femmes trouvent un intérêt dans les choses du sexe, qu'il faut en déduire qu'il en est, ou doit en être autant pour tout le monde. Pour certains thérapeutes, les personnes qui ne cherchent pas à faire des connaissances en vue de rapports sexuels, ou au moins, de relations platoniques, évitent le contact avec les autres par réaction à des traumatismes profonds datant de leur enfance ou leur adolescence. Cependant, il y a des célibataires qui vivent tout à fait bien leur décision de se passer de rapports charnels. En faisant sentir à ces personnes que leur choix est une erreur, un pis-aller, ou une marque d'infériorité, on ne les aide certainement pas à mieux vivre. Quant à ceux qui n'ont pas choisi leur isolement sexuel et qui en souffrent parce qu'ils ne se suffisent pas à eux-mêmes, ils peuvent changer cet état de choses s'ils le veulent. Dans ce genre de situations, il est souvent préférable de se faire aider par des spécialistes (cf. l'Appendice B).

Même dans une relation incluant des rapports sexuels parce que les deux partenaires le souhaitent, l'orgasme peut ne pas être une fin en soi. Comme le dit une femme : « La question de savoir si j'atteignais ou n'atteignais pas à la jouissance et/ou à l'orgasme, ainsi que la différence entre les deux, m'a rendue malheureuse pendant des années et m'a donné un profond sentiment d'inadaptation (ou, a été provoquée par ce sentiment). Puis ça m'est devenu égal. »

Elle ne dit pas ce qui a fait que cela lui est devenu égal, mais on retrouve des témoignages similaires dans *L'Encyclopédie du Sexe (les faits, les actes, les sentiments)* du Dr Michael Carrera, parue récemment en France. En voici un extrait :

> *Q :* « Quand arrive l'orgasme, j'éprouve beaucoup de satisfaction et de plaisir, mais je ne ressens rien qui ressemble à ce que j'ai pu lire à ce sujet dans des livres ou dans des revues. Dois-je demander conseil à un spécialiste ? »
>
> *R :* « Je ne le pense pas. La plupart des écrits concernant l'orgasme le décrivent d'une manière exagérée et irréaliste. On nous décrit des orgasmes incroyablement explosifs et, en les comparant avec notre propre expérience, nous en concluons que les nôtres ne sont rien à côté de cet « idéal ».
>
> La chose la plus importante dont vous devez vous préoccuper, c'est que votre vie sexuelle doit vous épanouir, *vous et votre partenaire*. Vos sensations sexuelles, comme celles de votre partenaire sont uniques. La manière dont vous réagissez réciproquement est unique elle aussi.
>
> Les descriptions d'orgasmes que vous avez lues sont, sans aucun doute, idéalisées et même si elles paraissent vraisemblables, elles représentent une expérience qui n'est pas la vôtre et ne pourra jamais lui être comparée. Essayer de ressentir des émotions décrites par autrui ne peut que perturber la plénitude de votre plaisir [1]. »

L'activité sexuelle doit être une source de plaisir, et non une recherche de performances. Le plaisir, la jouissance, la découverte de soi-même et de l'autre, le partage, sont bien plus importants que la poursuite d'un but coûte que coûte.

---

1. Michael Carrera, *L'Encyclopédie du Sexe*.

Tout ce qui est sexuel atteint ce qu'il y a de plus profond en nous, et touche les cordes les plus sensibles de notre être. Aussi de nouvelles informations sur ce thème ne doivent-elles surtout pas engendrer de pressions supplémentaires. Alice Ladas se rappelle qu'enfant, elle se trouva un jour dans une maison bien meublée, mais aux murs singulièrement nus. La curiosité fut plus forte qu'elle, et elle demanda pourquoi il n'y avait pas de tableaux aux murs. « Parce que, lui répondit-on, tant que nous n'aurons pas un Rembrandt ou un Rubens, nous préférons ne rien mettre du tout. » L'âpreté à avoir le « mieux » (dans quelque domaine que ce soit), ou à être le meilleur, est souvent l'ennemi du « bien ». Les parents de la copine d'Alice Ladas voulaient le mieux ou rien – ils vivaient donc dans une maison aux murs dépouillés.

Des récits populaires, aux contes et aux mythes, que de pièges sur les chemins de ceux qui ont voulu le mieux, par cupidité ou par instinct de compétition. Prenons par exemple l'histoire de ce pêcheur et de sa femme insatiable. Le vieil homme pêche un poisson magique, qui le supplie de le relâcher : en l'échange, le pêcheur et sa femme n'ont qu'à faire trois vœux et ils seront exaucés. En premier, ils demandent une petite chaumière, et ils l'ont. Mais la vieille femme veut quelque chose de mieux, et elle demande un manoir. Son vœu est de nouveau exaucé, mais cette fois, c'est un palais qu'elle désire. Mais quand elle s'aperçoit que celui-ci est plus petit qu'elle ne l'avait imaginé en rêve, elle envoie son mari en délégation pour la quatrième fois, pour qu'il demande un palais plus vaste. Et le poisson, irrité par les exigences de la femme, de renvoyer le couple dans sa hutte de terre. Qui n'a pas des amis, qui dans leur poursuite obsédée de la perfection, ont contracté ulcères, colites (inflammations du côlon), constipation, et autres troubles gastro-intestinaux ? De plus en plus de femmes en quête du « mieux » (être le plus mince possible), souffrent de la mystérieuse et inguérissable anorexie mentale. Les écrivains, les hommes publics et les acteurs qui symbolisent l'« idéal » par leur rayonnement, transmettent sans le vouloir au public le message que sa vie est loin d'être idéale.

Les psychologues et les conseillers conjugaux et familiaux savent combien sont fréquents les divorces dus au fait que le couple ressent un manque par comparaison avec un idéal quelconque. C'est ainsi qu'au lieu de construire sur la base des acquis positifs, le couple se sépare, chacun se mettant en quête du « mieux » dans la nouveauté, bien souvent avec les mêmes résultats.

Sous quelque forme que ce soit, les choses du sexe ont un caractère suggestif, même lorsqu'il ne s'agit pas de l'acte lui-même, mais de mots, ou d'images s'y rapportant. Notre culture s'est débarrassée de la tyrannie de l'esprit victorien, pour la remplacer par celle de la théorie du transfert clitoro-vaginal, celle du rôle central du clitoris, celle de l'orgasme obligatoire, et peut-être même, celle de l'obligation d'avoir une vie sexuelle active. Puisque nous avons élaboré une nouvelle synthèse de certains aspects de la sexualité, nous ne devons surtout pas engendrer une autre tyrannie fondée sur la découverte du point G, de l'éjaculation chez la femme, de l'orgasme multiple, ou de la fonction érotique de la prostate de l'homme. Il faut toujours garder à l'esprit le fait que chacun est unique, différent des autres, et que toute sa vie est un incessant changement par rapport à lui-même. Il n'y a pas deux personnes au monde vivant exactement de la même façon, malgré de grandes similitudes.

Par exemple, nous ne savons même pas si toutes les femmes sont aptes à l'orgasme. Il est vrai que de nombreux témoignages de femmes indiquent qu'elles connaissent un type d'orgasme ou un autre, mais ce n'est pas pour autant le cas de toutes. Nombreuses sont celles qui, avec l'aide d'un spécialiste, ont pu connaître l'orgasme pour la première fois, ou se sont découvert des réactions orgasmiques plus intenses – mais là aussi, pour certaines, rien n'a changé. Bien que de l'avis de certains sexologues, les femmes qui n'atteignent pas à l'orgasme souffrent d'une anomalie, et que celles qui s'épanouissent sexuellement sans connaître l'orgasme soient considérées comme inadaptées, pour notre part, forts des témoignages des intéressées elles-mêmes, nous savons que ce n'est pas vrai. Et des spécialistes en renom abondent dans notre sens. C'est le cas d'Helen Singer

Kaplan [2], qui considère qu'une réponse sexuelle sans orgasme est normale chez une certaine catégorie de femmes.

La question de l'*assouvissement* est importante elle aussi. Beaucoup de femmes se disent pleinement satisfaites de leur vie sexuelle sans avoir jamais d'orgasme. Le Dr Seymour Fisher a fait remarquer que « rien n'indique que la capacité d'atteindre à un orgasme intense incite une femme à avoir des rapports plus fréquents [3] ». En revanche, il semble bien que la perspective d'un *assouvissement* plus total encourage à multiplier les rapports. C'est aussi la conclusion d'un autre chercheur sexologue, qui a constaté que l'intensité des liens affectifs avec le partenaire était considérée comme l'aspect le plus prisé des rapports sexuels, plus que l'amplitude des réactions orgasmiques [4].

Récemment, un de nos patients a posé cette question :

Vous voulez dire que je ne devrais pas me mettre en colère contre Jennifer si elle n'arrive pas à l'orgasme? Je ne veux pas qu'elle fasse l'amour juste pour moi, mais quand elle ne jouit pas, je me dis que c'est pourtant ce qu'elle fait.

Et Jennifer de répondre :

C'est absurde. Des fois je jouis, des fois pas. Ça dépend de beaucoup de choses. Mais ce que je peux te dire, c'est qu'il m'arrive de ne pas avoir d'orgasme et de me sentir merveilleusement bien près de toi. Et il y a d'autres fois où j'ai un orgasme, mais où je ne me sens pas aussi bien avec toi. Et je préfère largement le premier cas au second. Alors cesse de me harceler avec cette histoire de jouir. Un orgasme, ce n'est pas quelque chose que l'on fait sur commande. N'en fais pas toute une histoire.

---

2. Helen S. Kaplan, *La nouvelle thérapie sexuelle.*
3. Seymour Fisher, *Understanding the Female Orgasm.*
4. Cynthia Jayne, « A Two-Dimensional Model of Female Sexual Response ».

Quant à cette femme de quarante-deux ans, elle nous dit : « Certaines des expériences les plus extatiques de ma vie n'ont *pas* culminé par un orgasme. »

L'expression de la sexualité, ce n'est pas les Jeux Olympiques : on n'y remporte pas de médailles, ni d'or, ni d'argent, ni de bronze. En revanche, une bonne information, accompagnée d'une assistance adéquate doivent aider chacun à trouver la voie qui le satisfera le plus, et chacun peut devenir un « gagnant ». Une femme de vingt-cinq ans dit :

> *Il m'arrive d'avoir un orgasme quand Mark me caresse le clitoris, mais je préfère largement cette sensation délicieuse (que j'assimile à l'amour), que j'éprouve quand il est en moi. J'arrive très rarement à l'orgasme dans ces conditions, mais si je devais choisir, je préférerais toujours ça à l'« orgasme » par l'autre façon.*

Le *Rapport Hite* est truffé de témoignages contradictoires sur la façon dont les femmes perçoivent l'orgasme : « Celui qui a dit que l'orgasme n'avait aucune importance pour la femme ne pouvait être qu'un homme » est suivi de « Les femmes, aujourd'hui, sont obsédées par l'idée de l'orgasme, surtout quand elles font l'amour. » Shere Hite écrit que « quelques femmes réagissent vivement contre la « nécessité » de l'orgasme » et qu'« il existe peut-être une pression sociale qui veut que la femme qui jouit est plus femme que les autres, qu'elle est une « vraie » femme ». Pourtant, il y a aussi des femmes pour dire qu'il n'est pas important d'atteindre à l'orgasme quand on fait l'amour [5].

On rencontre très facilement des femmes qui adhèrent à l'un ou l'autre de ces points de vue, ou à tous en même temps. Greta a quarante-huit ans et elle est remariée ; écoutons-la :

> *Quand je n'arrive pas à l'orgasme, je me sens mal pendant des semaines, et John aussi. J'ai l'impression*

5. Shere Hite, *Le Rapport Hite*.

de ne pas être une femme à part entière, mais quelque part dans ma tête, je sais bien que ce n'est pas vrai. Je me demande pourquoi nous sommes conçus de telle façon que les hommes parviennent à l'orgasme facilement et presque toujours quand ils font l'amour, alors que pour nous, c'est moins certain.

De l'avis de certains thérapeutes, ce pourrait bien être un phénomène d'ordre culturel; mais ne connaissant pas suffisamment toutes les cultures existantes, on ne peut pas l'affirmer. En revanche, nous savons que de nos jours, beaucoup de femmes disent qu'il leur arrive d'avoir des orgasmes multiples tandis que, de leur côté, des hommes optent pour des pratiques sexuelles qui, lors des rapports, ne culminent pas nécessairement par une éjaculation et qui peuvent les rendre capables d'orgasmes multiples. Des témoignages masculins révèlent que le plaisir obtenu de cette façon peut être plus fort que celui qui accompagne l'éjaculation – point culminant du coït [6].

Dans *Le moi sexuel,* du psychiatre Avodah K. Offit, on peut lire : « Nous pouvons dire qui nous sommes, et ce que nous croyons, par l'observation de nos actes, nos pensées, nos rêves, et nos sensations érotiques. C'est dans nos choix sexuels que nous exprimons nos caractères naturels fondamentaux [7]. »

Ce livre de A. K. Offit traite en détail des problèmes et des difficultés qui assaillent les différents types de personnalité. Comme dans la plupart des traités de psychiatrie appliquée, ce sont les aspects négatifs qui sont soulignés. Et étant donné que presque tout le monde entre dans l'une ou l'autre des catégories définies, et que seuls les problèmes sont mis en exergue – pas les atouts – ce livre nous dépeint un monde dans lequel personne ne peut gagner, ni éprouver le vrai plaisir, ni l'assouvissement, ni la joie, si ce n'est de façon éphémère. Si tel est le cas, comment expliquer alors

6. Mina B. Robbins et Gordon D. Jensen, « Multiple Orgasm in Males ».

7. Avodah K. Offit, *Le Moi sexuel.*

les milliers de lettres de couples heureux qui, dans l'intimité, ont pris plaisir à explorer leur potentiel sexuel ? Tout dépend de l'angle sous lequel l'observateur se place. Quelle que soit la grande vérité de la vie, il est certain qu'en n'y voyant qu'une inévitable vallée de larmes, on n'encourage pas au rire ni à la joie. Ne montrer que les aspects positifs serait tout aussi peu réaliste, mais aurait au moins pour avantage de détendre le système nerveux sympathique (lequel opère sans le contrôle du conscient) : ce qui nous permettrait de « fonctionner » mieux et d'être plus réceptifs au plaisir.

Quelle que soit la vérité sur les femmes et l'orgasme – qu'elles soient toutes aptes à tous les types d'orgasmes, que certaines soient aptes à un type et d'autres à un autre type, que des femmes soient frustrées quand elles n'atteignent pas à l'orgasme, ou qu'elles en soient parfaitement satisfaites et que cela les laisse dans un état extatique –, au moins une chose est vraie : toute contrainte dans un but donné et faisant intervenir le système nerveux sympathique a souvent l'effet inverse. *On n'atteint pas à l'orgasme par la volonté.* Les différences au niveau de l'équilibre endocrinien, de la chimie du cerveau, et du « vécu » de chaque individu, font qu'il n'y a pas deux modèles identiques de réponses sexuelles.

L'orgasme, tout comme la fonction d'allaitement, dépend d'une foule de facteurs que l'organisme conditionne lui-même, dans la mesure où il n'est pas perturbé. Le « laisser-aller » essentiel à l'allaitement n'est pas possible si la femme a peur (une certaine tranquillité d'esprit est nécessaire – le sein peut être gonflé de lait, mais celui-ci ne peut pas couler s'il est retenu par un blocage des muscles et des nerfs) ; de la même façon, on ne peut jouir pleinement de l'érotisme si l'on est préoccupé par la nécessité d'accomplir des performances records. La jouissance est beaucoup plus facile et plus naturelle si on laisse faire l'appareil sensoriel sans l'influencer. Ce qui n'implique pas pour autant que l'on nie la valeur de l'éducation, dans la mesure où information et conseils sont essentiels à une réponse sexuelle accomplie. Mais la nécessité de prouver quelque chose, d'être le « meilleur », est antinomique d'une réponse à l'érotisme assouvissante. Le célèbre ténor Luciano Pavarotti raconte que quand il avait vingt-six ans, il était si peu demandé, qu'il accepta de donner une série de récitals gratuits. L'avant-dernier récital « fut un désastre. Je chantais comme un baryton en train de se faire étrangler ». Ce qui le fit décider de renoncer à chanter une fois que la série de récitals serait terminée. Mais à partir du moment où il cessa de se forcer, pour le dernier récital, il fit une prestation magnifique et une carrière prometteuse s'ouvrit à lui [8].

Les exercices de concentration sur les sensations, élaborés par Masters et Johnson pour aider les couples à surmonter certains problèmes sexuels, encouragent les sujets des deux sexes à se concentrer sur les exercices eux-mêmes plutôt qu'à viser les résultats. En quelques lignes, on apprend aux partenaires à se toucher mutuellement et à tour de rôle, d'abord en des endroits peu sensibles puis dans les zones érogènes. Dans un premier temps, le sujet récepteur se contente de capter les sensations, et par la suite, on encourage une auto-réaction entre les partenaires.

Ces exercices les aident à se faire savoir mutuellement sans craindre de paraître critiques, aussi bien ce qu'ils n'aiment pas que ce qui leur donne du plaisir. Pendant un certain temps, les rapports ne sont pas censés aboutir sur le coït. La tactique consiste, comme tout maître du Zen le sait, à concentrer toute l'attention du sujet sur les exercices eux-mêmes : la plupart du temps, les progrès interviennent sans que le sujet y pense et sans effort conscient. Comme l'écrit Timothy Gallwey dans *Tennis et psychisme :*

> Qui pratique le « jeu intérieur » apprend avant toutes choses à accorder la plus haute importance à la « concentration dans la décontraction »; il découvre ainsi les fondements de la confiance en soi et il apprend que le secret de la réussite dans tout sport, c'est de ne pas vouloir faire *trop* bien. Il vise la performance spontanée qui ne se produit que lorsque l'esprit est détendu et semble ne plus faire qu'un avec le corps qui, lui, trouve alors le moyen de dépasser sans cesse

8. Luciano Pavarotti et William Wright, *Pavarotti : My Own Story.*

ses propres limites. De plus, en surmontant les obstacles classiques de la compétition, celui qui pratique le « jeu intérieur » se découvre une volonté de gagner, qui libère son énergie et il n'est jamais découragé par la défaite... Il existe, pour apprendre et pour réaliser à peu près n'importe quoi, un moyen beaucoup plus naturel et beaucoup plus efficace que nous ne l'imaginons. C'est ce que nous avons tous fait, mais oublié aussi vite, quand nous apprenions à marcher et à parler. Ce moyen utilise ce qu'on appelle l'inconscient plus que l'esprit conscient, les territoires médullaires et mésencéphaliques du système nerveux plutôt que le cortex cérébral. Il ne nécessite pas d'apprentissage, nous en avons déjà une connaissance naturelle. Tout ce dont nous avons besoin, c'est de *désapprendre* ces habitudes qui lui sont contraires et ensuite simplement de *laisser faire*.

Mais au fait, qu'est-ce que le « mieux », l'idéal ? Le « mieux » est une illusion, un absolu, et on n'accède pas à un absolu. Un éminent marchand de tableaux nous a raconté qu'il avait sauvé les toiles d'un peintre tout aussi éminent et qui avait des problèmes pour achever ses œuvres, car il ne cessait de les retoucher pour atteindre à la perfection.

Voici ce que nous dit du « mieux », le marchand de tableaux :

Ce mot implique la perfection, qui est trompeuse, décadente et ennuyeuse. « Mieux » est un jugement de valeur : encore faut-il savoir de quel point de vue on se place.

Le « mieux » est une notion idéaliste. Le « bien » est un terrain sûr. Le « mieux » est traître. Il est préférable de réussir dans le « bien » qu'échouer dans le « mieux ». Viser un summum, c'est bien, mais y arriver est dangereux. Quand vous avez atteint votre objectif et que vous cessez de lutter, la vie devient vide. Atteindre le

---

9. Timothy W. Gallwey, *Tennis et Psychisme.*

summum revient à ne plus avancer. Il ne faut pas y parvenir, sinon, l'étincelle de la vie est étouffée.

L'Étoile polaire est un guide, pas un but. Si toute la planète a été émue par Pilar et Robert Jordan dans *Pour qui sonne le glas,* d'Hemingway, cela ne signifie pas pour autant qu'elle l'est à chaque fois qu'un couple fait l'amour. Instaurer une norme et l'imposer sont la formule la plus sûre pour créer le malheur. Il est beau que la terre s'émeuve, mais on ne peut pas attendre cela d'elle et encore moins l'exiger. En fait, l'événement risque d'autant plus de ne pas se produire.

Cependant, un certain nombre de choses peuvent être améliorées. Travailler pour des progrès mesurés est dans le domaine du possible et du réalisable. Les bons maîtres de yoga enseignent à leurs élèves à ne se comparer qu'à eux-mêmes, et à ne travailler qu'à leur propre rythme. Les gens raisonnables construisent le plus souvent « pierre par pierre » et se donnent ainsi toutes les chances d'atteindre leur objectif. En revanche, les éternels insatisfaits tendent à viser des objectifs grandioses, le « mieux » si l'on veut, qu'ils ont peu de chances d'atteindre : s'ils échouent effectivement, ils sont inconsolables et sombrent dans la dépression.

Bien entendu, le « mieux » est aussi l'ennemi du « bien » dans un autre sens. Le vainqueur d'une épreuve est le meilleur et, d'une certaine façon, il devient l'ennemi des autres participants de valeur qui n'ont pas gagné et ne gagneront peut-être jamais. Mais c'est un cas particulier.

Tous les membres de la famille Kennedy – et surtout les garçons – ont été élevés pour être les meilleurs : plusieurs d'entre eux ont payé très cher leurs ambitions.

Hors du cadre d'une compétition, comme c'est le cas en matière de sexualité, on s'expose, en poursuivant un idéal, à un risque qui n'en vaut vraisemblablement pas la peine, dans la mesure où la poursuite elle-même tend à déformer cet idéal. Bien souvent, la clef de la réussite consiste justement à ne pas se fixer à tout prix un objectif. Ne pas forcer, c'est la clef des exercices de relaxation en biofeedback, et c'est aussi la clef de la méditation, comme des arts martiaux. Le Dr Hans Selye, père de la recherche sur le stress, nous recommande d'« admettre que la perfection n'existe pas... »

L'erreur, ce n'est pas d'émettre des jugements. Nous le faisons tous. Mais c'est d'émettre des jugements en fonction de normes irréalistes ou avec l'obsession de la compétition. Par exemple, si en course à pied vous faites huit minutes sur 1 500 mètres, vous pouvez décider de descendre à sept minutes trente, et c'est un objectif raisonnable. En revanche, si vous décidez que vous *devrez* remporter le marathon, vous vous fixez un objectif peu réaliste, tout en vous exposant à une grosse déception, à moins que vous ne possédiez la constitution physique adéquate, et du talent... et que vous soyez disposé(e) à vous soumettre à l'entraînement physique approprié. De la même façon, en cherchant à devenir multi-orgasmique, si vous n'avez pas les qualités physiques et mentales requises, vous vous exposez à bien des misères.

Ici, intervient aussi le syndrome du « c'est toujours mieux chez le voisin ». Les choses vont-elles mieux pour mon voisin de palier, mon meilleur ami, ou ma femme, que pour moi? L'erreur de ce type de raisonnement réside dans le fait que généralement, on n'a pas la moindre idée de ce que les autres ressentent réellement. Pour ce qui est du voisin de palier, peut-être a-t-il (ou elle) fait le mariage le plus réussi, les enfants les plus doués, et connaît-il (ou elle) l'orgasme « idéal ». Mais vous ne le savez pas et vous êtes peut-être en train de courir après quelque chose qui ne vaut pas ce que vous avez déjà. Même si c'est « vraiment mieux chez le voisin », cette comparaison ne vous rendra pas service. Il est des gens pour considérer le sexe comme une compétition; mais il est bien plus sain d'y voir une activité ouverte à chacun et une source de plaisir pour tous. Ne vous dites pas que les autres ont tout et vous rien. Après avoir lu ce livre, vous pouvez vous dire : « Il faut que j'aie des éjaculations plus fréquentes et meilleures, et des orgasmes plus fréquents et plus intenses, comme tout le monde », ou en conclure qu'il existe d'autres champs d'activités qui méritent d'être explorés. Vous avez découvert des choses que vous ne soupçonniez pas, et vous pouvez avoir envie de voir si ces choses sont dans les limites des capacités de vos relations et de votre corps. En visant « le fin du fin de l'expérience sexuelle », vous risquez d'être déçu(e) et même, d'empêcher l'événement de se produire.

Psychologues, psychiatres et médecins s'entendent pour dire que le caractère fondamental, qui définit les paramètres de notre comportement sexuel, n'est pas facile à changer. « Nous modelons les caractéristiques de notre personnalité largement en réaction à la façon dont nos parents nous ont traités », dit Offit [10]. Il va sans dire que nul ne peut rien changer à ce que ses parents lui ont fait dans le passé, même si nous pouvons modifier notre point de vue sur leurs attitudes envers nous, ainsi que notre façon d'y réagir. Mais les thérapeutes ne cessent de nous rappeler que là aussi il est très difficile de changer quoi que ce soit. Selon nous, cependant, la lecture de ce livre peut aider un bon nombre de personnes à vivre réellement mieux. Le courrier abondant et varié qu'a suscité sa publication aux États-Unis le confirme. En vrac, on nous dit : « maintenant que je sais que d'autres femmes que moi préfèrent la stimulation vaginale à la stimulation clitoridienne, je ne m'inquiète plus, à me dire que j'ai quelque chose qui cloche »; « maintenant que je sais que beaucoup de femmes éjaculent, je ne me sens plus « bizarre » »; « maintenant que je sais que le tonus musculaire est un facteur important pour mes réactions, je travaille pour le renforcer, je ne me sens plus impuissante, et je n'ai plus honte de mon peu de réactions »; « maintenant que je sais que beaucoup d'hommes préfèrent la stimulation de la prostate à celle du pénis, je ne crains plus de demander cela à ma partenaire »... et tant d'autres.

Une majorité de gens n'ont jamais consulté, et ne consulteront jamais un thérapeute ou un médecin pour des problèmes sexuels. Peut-être n'ont-ils justement pas de problèmes; mais peut-être aussi manque-t-il la motivation, l'opportunité, ou l'argent, bien qu'ils aient envie d'enrichir ou de changer leur vie sexuelle. Même si la stimulation

10. Avodah K. Offit, *Le Moi sexuel.*

clitoridienne vous apporte la jouissance ou l'orgasme, peut-être souhaitez-vous voir si la stimulation vaginale vous procure aussi du plaisir. Peut-être aimeriez-vous essayer une nouvelle position, mieux respirer, ou assouplir le bassin. Peut-être vos muscles pelviens internes ou externes sont-ils en proie à une tension chronique, ce qui peut vous amener à vouloir changer cet état de choses. Quant à votre partenaire, vous aimeriez peut-être qu'il soit satisfait de sentir que vous jouissez.

Il y a aussi une catégorie de personnes qui n'ont jamais connu un orgasme d'aucune sorte (nous avons déjà eu l'occasion d'aborder ce thème), et qui sont pourtant satisfaites de leur vie sexuelle, contentes de leurs partenaires, et qui n'éprouvent pas l'intérêt de chercher plus loin. C'est tout aussi louable.

Peut-être comptez-vous au rang de ces femmes que le contact érotique excite au plus haut point et qui se sentent en permanence sur le point de jouir, sans pouvoir jamais passer le cap. Si tel est votre cas, les informations données dans ce livre peuvent vous aider de façon constructive.

Au cours de ces dernières décennies, nous avons été littéralement bombardé(e)s de nouvelles informations toutes plus ou moins alléchantes sur la sexualité, sans qu'elles nous libèrent pour autant. Bien au contraire, les contraintes se sont faites plus pesantes, non seulement chez les jeunes pour qui prouver que l'on a une sexualité active est un « must » ou une mode, mais aussi pour les personnes plus âgées qui pensent que quelque chose ne va pas, puisqu'elles n'ont plus d'activité sexuelle. Nous avons surtout parlé des femmes, mais nous aurions pu dire sensiblement les mêmes choses aux hommes. Comme une femme, un homme peut souhaiter et avoir effectivement besoin d'une activité sexuelle très intense. Certains hommes connaissent des orgasmes qui envahissent tout le corps, tandis que d'autres éprouvent une jouissance limitée aux organes génitaux. Ils peuvent souhaiter découvrir l'orgasme multiple. D'autres désireront explorer les sensations érotiques engendrées par la stimulation de leur prostate. D'autres encore ont besoin de caresses et d'étreintes. Mais pour beaucoup d'hommes, ce genre d'attentions sont « déplacées », et ils n'y attachent aucune importance. Il n'y a pas *une* bonne formule. *Il existe moult* modes de vie tout aussi valables et épanouissants les uns que les autres.

Une chose est certaine : en matière de sexualité comme dans bien des domaines, nous sommes des créatures de diversité. Kinsey fut un précurseur, notamment parce qu'il nous a appris qui faisait quoi et avec qui. Une façon de faire est-elle meilleure qu'une autre ? Qui peut se permettre de juger pour les autres ? Même si le mode de vie que chacun choisit est lié à son hérédité biologique, à ses structures caractérielles fondamentales et à son passé culturel, tant que nos options en matière de sexualité nous satisfont et qu'elles ne font de mal à personne (ni à nous-mêmes), il n'y a pas lieu de les remettre en question, de les soupeser, ou de les comparer à une échelle de valeurs du bien et du mal. Que vous soyez une femme ou un homme, la lecture de ce livre vous aura probablement donné envie d'explorer vos capacités de réponse orgasmique à la stimulation du point G, de provoquer l'éjaculation chez votre partenaire femme, de connaître la vitalité de votre musculature pelvienne, ou les plaisirs attachés à la prostate. Vous serez certainement de ceux et celles qui voudront compléter leur répertoire de réactions sexuelles, à la recherche de la diversité et du plaisir. Sachez tirer le meilleur de ces informations. Qu'elles vous aident, vous enrichissent, vous guident ! Mais il ne faut pas qu'elles vous tyrannisent en vous imposant ce que vous devez sentir, être, ou faire... Tant que vous serez convaincu(e) que « le mieux est l'ennemi du bien », comme dit le proverbe, *le bien pourra se changer en mieux* quand vous le voudrez, car ce qui compte, c'est *ce que vous ressentez...*

ANNEXES

ANNEXE A

APPAREILS DE MISE EN CONDITION DU MUSCLE PUBO-COCCYGIEN

Le périnéomètre d'origine conçu par Kegel était à pression d'air et mesurait le déplacement physique des parois vaginales sous l'influence des muscles pubo-coccygiens périphériques. En revanche, la myographie vaginale consiste en une mesure directe de l'activité électrique du pubo-coccygien lui-même.

« EMG » est l'abréviation courante pour « électro-myographie »; ce terme est employé dans le domaine de la thérapie par auto-réaction biologique, qui n'est pratiquée que depuis une dizaine d'années. Des électrodes électro-myographiques sont placées sur un muscle, pour détecter les charges électriques de courte durée qui interviennent lorsque les fibres musculaires sont excitées par les nerfs. La détection de ces faibles courants cumulés (quelques micro-volts au total), fournit une indication précise de la quantité totale d'activité musculaire. L'EMG est maintenant largement utilisée pour la rééducation des muscles de personnes accidentées ou paralysées; cependant, pendant longtemps, les chercheurs ont rencontré des difficultés pour mettre en place et fixer les électrodes classiques de 2,5 centimètres de diamètre sur la paroi vaginale. La sonde myographique vaginale, en vente sous la dénomination « Périnéomètre électronique », est une solution que beaucoup de thérapeutes ont adoptée pour leurs cabinets. Toutes les informations concernant le Périnéomètre électronique pourront être obtenues auprès de Health Technology, Inc. (262 Percival Avenue, Kensington. Connecticut 06037, USA). Health Technology dispense aussi des stages de technique de myographie vaginale pour les professionnels. Le Périnéomètre Electronique peut aussi être utilisé conjointement aux divers accessoires EMG d'auto-réaction biologique. Récemment, deux nouveaux produits conçus spécialement pour être utilisés avec le Périnéomètre Électronique lors de l'évaluation et l'entraînement des muscles, ont fait leur apparition sur le marché. Le Périnéomètre clinique est un instrument sur table prévu pour assurer une évaluation complète de la force, la tension et le contrôle du muscle pubo-coccygien. Il est pourvu d'un enregistreur graphique (comme un électro-cardiographe), permettant une analyse détaillée du déroulement des contractions musculaires. Pour l'entraînement, le contrôle d'auto-réaction est rendu possible par l'allumage d'une lampe témoin et une tonalité sonore. Le Périnéomètre Individuel est un appareil portable que l'on peut utiliser chez soi durant les premières semaines de l'entraînement du muscle pubo-coccygien. Il comporte lui aussi un voyant-témoin et un système sonore pour le contrôle d'auto-réaction. Ces deux instruments peuvent être commandés à Health Technology et sont pourvus d'une sonde de Périnéomètre Électronique.

Kegel conseillait d'utiliser un « appareil contentif », pour tous les programmes d'entraînement musculaire entrepris pour des raisons médicales, ou en cas d'insuffisance musculaire sérieuse ou d'atrophie. Un nouvel appareil en latex rigide est maintenant en vente ; en cours d'exercice, on peut l'introduire en douceur dans le vagin. Ce « Femtone Isometric Vaginal Exerciser » peut être commandé à J et L Feminine Research Center (2509 North Campbell Avenue Suite 196-G, Tucson, Arizona 85719, USA).

Bien que le « Femtone Exerciser » ait été conçu spécialement pour l'entraînement du pubo-coccygien, des résultats tout à fait satisfaisants peuvent être obtenus au moyen d'un pénis artificiel en caoutchouc. Si vous hésitez à aller en acheter un dans un sex-shop, vous pouvez le commander par correspondance.

Il existe aussi un instrument plus récent de mise en condition du vagin ; il est en cuivre. Vous pourrez le commander auprès de : « The Institute for Sexual Awareness (P. O. Drawer 828, Upper Montclair, New Jersey 07043) ». Ces dernières années, toute une gamme d'instruments de ce type ont fait leur apparition sur le marché, dont différents périnéomètres à pression d'air ou à liquides. Nombre d'entre eux sont certainement d'une aide précieuse pour renforcer la musculature pubo-coccygienne, mais nous ne les avons pas tous testés. Mentionnons entre autres le « Vagibar » de « Medicus International (5185 Avenue Patricia, Montreal, Quebec, Canada H4V 1Y9) » et le « Vagimètre » de « Myodynamics Inc. (P.O. Box 433, Chappaqua, New York 10514) ». Le périnéomètre original de Kegel n'est plus disponible dans le commerce.

Enfin, deux appareils d'électro-stimulation du muscle pubo-coccygien, le « Vagitome » et la « Vagette » peuvent être commandés par correspondance aux adresses données ci-dessus.

ANNEXE B

ADRESSES UTILES

Les organismes suivants pourront vous fournir les renseignements que vous désirez ou vous conseiller un thérapeute spécialisé.

– Éducation sexuelle : École des parents et des éducateurs, 4, rue Brunel, Paris 75017.

– Institut Sexologie Relationniste : 3, rue Lilas, Paris 19ᵉ.

– « Choisir » : 102, rue Dominique, 75007 Paris.

– « Mouvement Français pour le Planning Familial » (MFPF), 98 bd, Masséna, Paris 13ᵉ.

ANNEXE C

RÉSUMÉ, TABLEAUX ET CONCLUSIONS DE « WOMEN AND BIOENERGETIC ANALYSIS » D'ALICE KAHN LADAS ET HAROLD LADAS

Les opinions, expériences et pratiques sexuelles de 134 femmes membres de l'*Institut d'Analyse bioénergétique* (psychothérapie corporelle néo-freudienne).

RÉSUMÉ

Un questionnaire a été adressé à chacune des 198 femmes membres pour l'année 1977 de l'*Institut d'Analyse bioénergétique,* un organisme qui dispense un entraînement à la psychothérapie corporelle néo-freudienne. Soixante-huit pour cent d'entre elles (soit 134) ont retourné leurs questionnaires remplis dans les formes et donc, exploitables. Le sondage portait sur les effets de la thérapie sur elles-mêmes et leurs patientes, leur conception de la théorie de la bioénergie, et sur leurs opinions, expériences et pratiques sexuelles. Le questionnaire s'appliquait en substance aux relations hétérosexuelles et aux opinions afférentes.

Comme on pouvait le prévoir, quatre-vingt-un pour cent ont répondu que la thérapie avait enrichi leur vie sexuelle. En revanche – et contre toute attente – quelque quatre-vingt-sept pour cent se disaient en désaccord avec une ou plusieurs des théories du docteur Alexander Lowen, le père de l'analyse bioénergétique, en matière de sexualité féminine. Si soixante-treize pour cent des participantes disaient atteindre à l'orgasme vaginal, elles étaient aussi quatre-vingt-sept pour cent à affirmer que le clitoris jouait un rôle important et qu'il ne pouvait donc pas être négligé.

TABLEAU 1

Effets de la thérapie par analyse bioénergétique sur les sujets d'étude féminins (N= 134).

Domaine	*Traitement dit efficace (pourcentage relatif)*	*Traitement dit efficace (pourcentage corrigé)*
Autoritarisme	89	94
Respiration	89	94
Estime de soi	86	93
Aptitude à éprouver du plaisir	86	92
Aptitude à aimer	83	89
Santé physique	79	74
Aptitude à surmonter la dépression	79	84
Tension myotonique basse de façon chronique	77	83
Niveau d'énergie	77	73
Unification des sensations sexuelles et affectives dans une relation	68	
Mouvements involontaires durant l'orgasme	63	67
Trouver un partenaire	45	49
Insomnies	33	38
Ménopause	17	18
Menstruation	16	17
Répercussions sur les nouveau-nés *	7	7
Pour se débarrasser d'habitudes indésirables (comme) celle de		
trop manger (boulimie)	23	30
trop fumer (tabagisme)	12	17
Plaisir à allaiter au sein **	5	6
Méthode choisie d'allaitement des nouveau-nés *	5	6

* La plupart des sujets ont répondu « sans objet ».
** Valeur corrigée par soustraction du nombre de sujets qui n'ont pas répondu.

TABLEAU 2

Effets de la thérapie par analyse bioénergétique sur les réactions sexuelles.

Domaine	*Avant thérapie*		*Après thérapie*		*Taux de variation*
	Oui	*Non*	*Oui*	*Non*	
Au niveau de l'orgasme, la thérapie a-t-elle apporté des modifications chez vous?			81	19	81
Si oui, dites comment :					
Une plus grande partie du corps est impliquée			59		
Je respire plus profondément			62		
Je cambre le bassin plus facilement			54		
Je cambre le bassin plus souvent de façon involontaire			43		
Je fantasme moins			23		
Les sensations sont plus douces			45		
Les sensations viennent plus des profondeurs du vagin			41		
Avez-vous atteint à l'orgasme (en faisant la nuance avec la jouissance)?	51	49	80	20	29
Vous est-il arrivé de ressentir une libération d'énergie au niveau des parois, en profondeur dans le vagin?	44	56	66	34	22
Avez-vous eu un jaillissement de liquide?	36	64	76	24	40

Nota : Taux en valeur corrigée, par la soustraction des abstentions dans un domaine donné.

TABLEAU 3

Le rôle du clitoris vu par les femmes

Domaine	*Avant thérapie*		*Après thérapie*	
	Oui	*Non*	*Oui*	*Non*
Vous est-il arrivé d'avoir un orgasme lors de rapports sans stimulation clitoridienne particulière?	60	40	73	27
Lors des rapports et avec une stimulation clitoridienne par un partenaire?	78	22	81	19
Lors des rapports, par auto-stimulation clitoridienne?	42	58	51	49
Par stimulation clitoridienne, mais en l'absence de coït?	83	17	87	13

Nota : Taux en valeur corrigée, par la soustraction des abstentions dans un domaine donné.

TABLEAU 4

Accord avec la Théorie de l'analyse bioénergétique

Affirmations	*En profond désaccord*	*Désaccord*	*Sans opinion*	*D'accord*	*Parfaitement d'accord*	*Total*
« L'homme est le tremplin de la femme vers le monde extérieur. »	62	24	4,5	3,0	1,5	86**
La stimulation directe ou indirecte du clitoris lors des rapports n'est pas importante pour une femme mûre.	51	36	2,4	10,3	5,3	87**
« L'orgasme clitoridien est perçu à la surface du vagin comme une vague de plaisir. Mais il n'est pas suivi d'une libération. »	43	35	5	10,0	1,5	78**
« En soi, la stimulation tactile n'est pas un facteur d'excitation érotique. »	17	53	4	17,0	2,0	70**
Il est souvent préférable que l'homme retarde son orgasme jusqu'à celui de sa partenaire.	6	6	10	58,0	19,0	77***
Beaucoup de femmes ont besoin d'une stimulation clitoridienne directe ou indirecte pour atteindre à la jouissance.	2	1	3	62,0	26,0	88***
Pour le bien-être du couple, il est souhaitable que l'homme exerce une stimulation clitoridienne directe ou indirecte si sa partenaire le désire.		2	4	56,0	30,0	86***

Nota : **Taux en valeur corrigée, par la soustraction des abstentions dans un domaine donné.**

* Théorie formulée par Alexander Lowen dans *Amour et Orgasme*.
** Total des désaccords profonds et des simples désaccords.
*** Total des « d'accord » et des « parfaitement d'accord ».

CONCLUSION

Il apparaît clairement que les femmes qui pratiquent l'analyse bioénergétique n'en sont pas aveuglément partisanes, ce qui ne fait que rendre les découvertes de cette étude plus crédibles. Certes, les femmes qui ont participé à ce sondage estiment que la thérapie par analyse bioénergétique leur a été bénéfique, à elles et à leurs patientes, mais elles sont cependant en désaccord avec certains points de théorie. Malgré cela, et bien que selon elles, l'un des grands progrès apportés par cette thérapie concerne la facilité de s'affirmer (de l'avis de quatre-vingt-neuf pour cent d'entre elles), elles ont eu peine à exprimer leurs divergences, aussi bien verbalement à l'occasion des réunions, que par écrit. Il se pourrait que le problème soit en partie de nature politique.

Fondamentalement, les problèmes qui se posent à l'Institut d'Analyse Bioénergétique et à ses « agences » locales nécessitent une réflexion sur les différents types de difficultés que les femmes rencontrent généralement dans notre société. Nous vivons une époque où nous avons tous à repenser notre rôle sexuel. Notre mode de pensée est largement influencé par les idées en vogue; même vos actes et vos perceptions subissent cette influence. Il faudra du temps avant que ces idées changent et, avec elles, nos façons d'agir et de percevoir. Pour mettre en marche ce processus, il faut commencer à en parler, à écouter les autres, en somme, entamer un véritable dialogue. Nous espérons que la présente étude y contribuera.

Vous pouvez vous procurer une copie de l'étude originale (vingt-sept pages) en la commandant à :

(The Connecticut Society for Bioenergic Analysis, 2904 Whitney Avenue, Hamden, Connecticut 06518, USA).

Questionnaire sur la sexualité de la femme
Sondage en cours
(Portant sur N = 131)
Alice K. Ladas

Ce questionnaire a vocation de sondage; il vise à révéler les convictions des professionnels. Il n'est pas destiné à déterminer une tendance moyenne, ni des variations au sein du corps médical. Les chiffres en caractères gras correspondent (sauf indications contraires) à des pourcentages. Un cumul des pourcentages qui n'atteint pas 100 indique l'émergence, parmi celles qui ont répondu, de catégories marginales.

Instructions : Si vous êtes une femme, répondez vous-même à toutes les questions. Certaines de ces questions se rapportent à une partenaire. Donc, si vous êtes un homme, répondez-y pour elle.

Sauf indications particulières, donnez une réponse par question.

Nombre de personnes ayant répondu

Je suis de sexe :
1. **19** masculin 2. **81** féminin — 131

Quelle est votre orientation sexuelle?
1. **95** hétérosexuelle 2. **2** homosexuelle
3. **4** bisexuelle — 130

Si vous faites une différence entre la jouissance et l'orgasme, en quoi cette différence réside-t-elle pour vous ? (Cochez la bonne réponse.)

Jouissance		*Orgasme*	
12	Je respire plus profondément	**87**	60
10	L'« affectif » joue plus	**90**	61
3	Les contractions m'agitent tout le corps	**92**	63
10	J'émets involontairement des bruits	**80**	59
43	Les contractions involontaires commencent au niveau du bassin	**50**	54
14	Autres – décrivez-les	**57**	7

L'intérieur du vagin est-il pourvu de terminaisons nerveuses?
1. **56** oui 2. **16** non 3. **28** sans opinion — 127

Existe-t-il à l'intérieur de votre vagin une (ou des) régions(s) particulièrement sensible(s) ?
(Cochez la bonne réponse.)
1. **78** oui 2. **12** non 3. **10** sans opinion — 101
1. **31** une 2. **40** deux 3. **29** plus de deux — 55

S'il y a, dans le vagin de votre partenaire, un point particulièrement sensible, est-il stimulé lors du coït ?
1. **71** oui 2. **14** non 3. **14** quelquefois — 21

S'il y a, dans votre propre vagin, un point particulièrement sensible, est-il stimulé lors du coït ?
1. **46** oui 2. **6** non 3. **47** quelquefois — 93

Quelles sont les positions qui permettent la meilleure stimulation de ce point ? (Cochez la bonne réponse *.)

67 pénétration par-devant — **29** pénétration par l'arrière – la femme à plat ventre
24 la femme à genoux — **19** pénétration par l'arrière – la femme sur le flanc
5 pénétration anale — **10** autres-décrivez

S'il existe un point particulièrement sensible dans votre vagin, peut-il être stimulé à la main ?
1. **58** oui 2. **22** non 3. **20** sans opinion — 95

	Nombre de personnes ayant répondu
L'éjaculation chez la femme existe-t-elle ?	
1. **32** oui 2. **28** non 3. **39** sans opinion	127
Avez-vous personnellement fait l'expérience de l'éjaculation féminine ?	
1. **32** oui 2. **73** non	111
Si vous êtes une femme, vous arrive-t-il d'éjaculer ?	
1. **12** oui 2. **37** non 3. **39** incertaines	98
4. **12** quelquefois	
Avez-vous déjà craint d'avoir uriné alors que vous étiez excitée sexuellement ?	
1. **42** oui 2. **57** non	125
Est-il arrivé à votre partenaire de craindre d'avoir uriné alors qu'elle était excitée sexuellement ?	
1. **16** oui 2. **81** non	81
Avez-vous déjà craint d'avoir uriné en jouissant ?	
1. **31** oui 2. **69** non	127
Avez-vous déjà pensé que votre partenaire avait uriné en jouissant ?	
1. **11** oui 2. **88** non	103
Vous êtes-vous déjà retenue de jouir par peur d'uriner ?	
1. **17** oui 2. **81** non	121
Si vous avez pensé avoir uriné, qu'avez-vous éprouvé ?	
1. **3.** satisfaction 2. **27** honte 3. **39** autres (précisez)	44
Si vous avez pensé que votre partenaire avait uriné, qu'avez-vous éprouvé ?	
1. **32** satisfaction 2. **3** honte 3. **9** dégoût	34
4. **56** autres	
Si vous êtes une femme, vous arrive-t-il de jouir en faisant l'amour, en l'absence d'une stimulation clitoridienne particulière ?	
1. **40** oui 2. **25** non 3. **35** occasionnellement	104
Nota : 40 + 35 = 75 pour cent !	
Vous, monsieur, votre partenaire « régulière » actuelle parvient-elle à jouir en faisant l'amour sans stimulation clitoridienne particulière ?	
1. **63** oui 2. **29** non 3. **4** occasionnellement	24
Faites-vous la différence entre les orgasmes clitoridien et vaginal ?	
1. **55** oui 2. **35** non 3. **10** sans opinion	129
Atteignez-vous (ou votre partenaire) à :	
1. **4** l'orgasme clitoridien 2. **37** l'orgasme vaginal	97
3. **58** les deux	
Connaissez-vous (ou votre partenaire) plus d'une sorte d'orgasmes vaginaux ?	
1. **26** oui 2. **32** non 3. **42** sans opinion	107
Atteignez-vous (ou votre partenaire) à l'orgasme à la suite d'une combinaison de stimulations clitoridienne et vaginale ?	
1. **84** oui 2. **7** non 3. **9** sans opinion	121

Nombre
de personnes
ayant répondu

Si oui, quelle sorte d'orgasme préférez-vous ? (ou votre partenaire) :
1. **6** clitoridien 2. **22** vaginal 3. **34** combiné 106
Nota : 34 + 35 = 69 pour cent !

Chez vous (ou votre partenaire), la stimulation clitoridienne entraîne-t-elle ?
1. **33** la jouissance 2. **20** l'orgasme 3. **41** les deux, successivement 4. **20** ni l'un, ni l'autre. 111

Chez vous (ou votre partenaire), la pénétration vaginale entraîne-t-elle ?
1. **8** la jouissance 2. **30** l'orgasme 3. **36** les deux successivement 4. **23** ni l'un, ni l'autre. 116

La stimulation combinée du clitoris et de la pénétration vaginale vous procure-t-elle (à vous-même ou à votre partenaire) :
1. **10** la jouissance 2. **34** l'orgasme 3. **43** les deux successivement 4. **9** ni l'un, ni l'autre. 117

Préférez-vous (ou votre partenaire) ?
1. **7** la stimulation clitoridienne 2. **17** la stimulation vaginale 3. **4** aucune des deux 4. **70** les deux 122

Préférez-vous (ou votre partenaire) ?
1. **6** jouir 2. **49** l'orgasme 3. **41** les deux à des moments différents 108

Avez-vous (eu) recours (vous ou votre partenaire), à un diaphragme ?
1. **63** oui 2. **37** non 123

Si oui, le diaphragme influe-t-il sur votre plaisir quand vous faites l'amour ?
1. **20** oui 2. **25** non 3. **21** quelquefois
4. **34** sans opinion 87

Si oui, comment ? (Cochez la bonne réponse *.)
11 J'atteins à l'orgasme moins facilement
6 Je ne parviens plus à l'orgasme
20 Ma réponse est moins intense
0 Je n'éjacule plus

Avez-vous (ou votre partenaire) déjà éprouvé une jouissance « profonde » ou vaginale non suivie d'un orgasme ?
1. **30** oui 2. **18** non 3. **50** sans opinion 109

Si vous (ou votre partenaire) possédez un point particulièrement sensible dans le vagin, quels sont les facteurs qui déterminent s'il va être touché ou stimulé ?
(Cochez la bonne réponse *.)
32 la longueur du pénis de l'homme
25 le diamètre du pénis de l'homme

---

* Ici, nombre de réponses, au lieu du pourcentage.

Nombre de personnes ayant répondu

33 l'inclinaison du pénis en érection
11 le fait que je porte ou non un diaphragme
36 l'usage des doigts
77 la position du coït
56 la tendresse entre moi et mon partenaire
55 la souplesse de mon partenaire au niveau du bassin

Si la longueur du pénis est importante, quelle est la longueur optimale pour toucher le point ?
0 pénis court **32** pénis moyen **44** pénis long 50
20 sans opinion

Si le diamètre du pénis est important, quel est le diamètre optimum pour toucher le point?
2 étroit **30** moyen **43** gros **25** sans opinion 44

Si la présence d'un diaphragme influe, la stimulation du point est-elle plus facile ?
1. **0** avec diaphragme 2. **96** sans diaphragme 24

Si l'usage des doigts influe, qu'est-ce qui stimule le mieux le point ?
1. **51** les doigts 2. **40** le pénis 3. **2** autres (précisez) 47

Si la position est importante, quelle est celle qui favorise le plus le contact du point ? (Cochez la bonne réponse *.)
49 la femme au-dessus de l'homme
52 l'homme au-dessus de la femme (face à face)
16 l'homme au-dessus de la femme couchée à plat ventre
18 l'homme au-dessus de la femme à genoux

Observations personnelles sur le questionnaire ou les thèmes abordés :

CONCLUSION

En dépit des préjugés niant ou ignorant les notions abordées dans ce questionnaire, à savoir l'existence d'un point sensible dans le vagin, l'éjaculation chez la femme, et les différents types d'orgasmes, beaucoup de professionnels étaient déjà convaincus de la réalité de ces phénomènes. Il en découle que les chiffres fournis par ce sondage apportent une nouvelle confirmation aux études conduites en laboratoire par Perry et Whipple, et enrichissent notre connaissance du continuum entre la jouissance et l'orgasme.

---

* Ici, nombre de réponses, au lieu du pourcentage.

BIBLIOGRAPHIE

Addiego, Frank ; Belzer, Edwin G., Jr. ; Comolli, Jill ; Moger, William ; Perry, John D. and Whipple, Beverly, « Female Ejaculation : A Case Study », *The Journal of Sex Research,* 17 (1981), 13-21.

Bonaparte, Marie, *La sexualité de la femme,* 1967.

Brecher, Edward, *Les sexologues.* Laffont, 1971.

Bréacher, Ruth, et Brecher, Edward, *Analyse du comportement sexuel humain,* Planète, 1970.

Carrera, Michael, *Le Sexe : les faits, les actes, les sentiments,* Solar, 1982.

Dickinson, Robert L., *Atlas d'anatomie sexuelle humaine.* Coq, 1949.

Ellis, Albert, *L'art et la science de l'amour.* Laffont, 1967.

Freud, Sigmund (1905), *Trois essais sur la théorie de la sexualité,* Gallimard, 1970.

Freud, Sigmund (1917), *Névrose, psychose et perversion.* PUF, 1973.

Freud, Sigmund (1920), *Au-delà du principe de plaisir, in Essais de psychanalyse.* Payot, 1972.

Freud, Sigmund (1933), *Nouvelles conférences sur la psychanalyse.* Gallimard, 1971.

Gallwey, W. Timothy, *Tennis et psychisme,* Laffont, 1977.

Gräfenberg, Ernst, « The Role of Urethra in Female Orgasm », *International Journal of Sexology,* 3 (1950) : 145-148.

Gräfenberg, Ernst, « The Role of Urethra in Female Orgasm », in *Sex, Society and the Individual,* édité par A. Pillay et A. Ellis. Bombay : *International Journal of Sexology,* 3 (1953) : 118-120.

Gräfenberg, Ernst, et Dickinson, Robert L., « Conception Control by Plastic Cervix Cap », *Western Journal of Surgery, Obstetrics and Gynecology,* 52 (1944) : 335-340.

Greer, Germaine, *La femme eunuque,* Laffont, 1971.

Hite, Shere, *Le Rapport Hite,* Laffont, 1977.

Horney, Karen, *La Psychologie de la femme,* Payot, 1981.

Kinsey, Alfred C. ; Pomeroy, Wardell B. et Martin, Clyde E., *Le comportement sexuel de l'homme,* Amiot-Dumont.

Kinsey, Alfred C. ; Pomeroy, Wardell B. ; Martin, Clyde E. et Gebhard, Paul H., *Le comportement sexuel de la femme,* Amiot-Dumont.

Krafft-Ebing, Richard von, *Psychopathia Sexualis,* Payot, 1969.

Kronhausen, P. et Kronhausen, E., *La Majorité sexuelle de la femme.,* Buchet-Chastel, 1966.

Ladas, Alice K. Breastfeeding : « The Less Available Option. », *The Journal of Tropical Pediatrics and Environmental Child Health,* 18 (1972) : 317-346.
Ladas, Alice K. et Ladas, Harold S., « Women and Bioenergetic Analysis ». Monographie publiée par la Connecticut Society for Bioenergetic Analysis, Newington, Conn., 1981. 27 p.
Ladas, Alice K., « What Professionals Believe About Female Sexual Response », manuscrit non publié.
Lowen, Alexander, « Movement and Feeling in Sex », in *The Encyclopedia of Sexual Behavior.* Ed. Albert Ellis and Albert Abarbanel, New York, Hawthorne Books, 1961.
Lowen, Alexander, *Amour et orgasme,* Tchou, 1980.
Lowen, Alexander, *Le Corps bafoué,* Tchou, 1976.
Lowen, Alexander, *La dépression nerveuse et le corps,* Tchou, 1976.
Lowen, Alexander et Lowen, Leslie, *Pratique de la bioénergie,* Tchou, 1978.
Malinowski, Bronislaw, *La sexualité et sa répression dans les sociétés primitives,* Payot, 1980.
Masters, William H. et Johnson, Virginia E., *Les réactions sexuelles,* Laffont, 1968.
Mead, Margaret, *L'un et l'autre sexe,* Gonthier, 1975.
Morgan, Elaine, *La fin du surmâle,* Calmann-Lévy, 1973.
Offit, Avodah K., *Le Moi sexuel,* Flammarion, 1979.
Perry, John D. et Whipple, Beverly, « Can Women Ejaculate? Yes! », *Forum, The International Journal of Human Relations,* avril, 1981, 54-58.
Perry, John D. et Whipple, Beverly, « Female Ejaculation by Gräfenberg Spot Stimulation », « présentation » à la réunion annuelle de la Society for the Scientific Study of Sex, Dallas, 15 novembre 1980.
Perry, John D. et Whipple, Beverly, « If Your Sexual Response is Poor, the Cause Could Be Weak PC Muscles », *Forum, The International Journal of Human Relations,* janvier 1981, 51-55.
Perry, John D. et Whipple, Beverly, « Multiple Components of the Female Orgasm », in *Circumvaginal Musculature and Sexual Function,* édité par Benjamin Graber, New York, S. Karger, 1982.
Perry, John D. et Whipple, Beverly, « Pelvic Muscle Strength of Female Ejaculators: Evidence in Support of a New Theory of Orgasm », *The Journal of Sex Research,* 17 (1981), 22-39.
Perry, John D. et Whipple, Beverly, « Research Notes: The Varieties of Female Orgasm and Female Ejaculation », *SIECUS Report,* mai-juillet 1981, 15-16.
Perry, John D. et Whipple, Beverly, « Two Devices for the Physiological Measurement of Sexual Activity », Rapport présenté à la Eastern Regional Conference of the Society for the Scientific Study of Sex., avril 1980.
Perry, John D. et Whipple, Beverly, « Vaginal Myography » in *Circumvaginal Musculature and Sexual Function,* édité par Benjamin Graber, New York, S. Karger, 1982.
Perry, John D., Whipple, Beverly et Belzer, Edwin G., « Female Ejaculation by Digital Stimulation of the Gräfenberg Spot », Rapport présenté à la Society for the Scientific Study of Sex, Philadelphie, 12 avril 1981.
Reich, Wilhelm, *La fonction de l'orgasme,* Arche, 1952.
Reich, Wilhelm, *L'analyse caractérielle,* Payot, 1979.
Singer Kaplan, Helen, *La nouvelle thérapie sexuelle,* Buchet-Chastel, 1979.
Tordjman, G., « Nouvelles acquisitions dans l'étude des orgasmes féminins », 7 (1979).
Van de Velde, T. H., *Le mariage parfait,* A. Müller, 1974.
Zwang, *La fonction érotique,* Laffont, 1972.

REMERCIEMENTS

Nous ne remercierons jamais assez les milliers de personnes qui ont bien voulu nous faire partager leurs expériences, par le truchement d'entretiens ou de questionnaires. Certaines d'entre elles pourront reconnaître leurs propres témoignages.

Nos plus vifs remerciements aussi à Bobbi Mark. Elle est de ces rédactrices dont les auteurs rêvent, avec la nostalgie du « bon vieux temps ». Dès le tout début, elle s'est engagée sans réserve dans ce qui n'était alors qu'un projet, y apportant aussi une réelle compréhension dans le domaine de la sexologie, une solide créativité au niveau de la rédaction, et une aide aussi minutieuse, que « prenante », en termes de temps passé, pour chaque ligne de cet ouvrage. Remerciements à notre excellent agent, Heide Lange, qui nous a mis en contact avec Bobbi Mark et nous a guidés avec une expérience toute professionnelle dans les labyrinthes et les dédales du monde de l'édition.

Nous remercions aussi notre « commanditaire », Harold Ladas, pour sa connaissance de l'histoire de la science et de la recherche, son efficacité à résoudre les conflits, sa sagacité en tant que directeur commercial, et son attention diligente pour tous les détails de rédaction, de recherche, et les démarches commerciales.

Sans Bobbi, Heide et Harold, ce livre n'existerait pas.

Remerciements enfin, à Alberta et George Sellmer, Josephine Singer et Barbara Scheufele, pour avoir lu le manuscrit et apporté leurs précieuses suggestions; à Jim Whipple pour les nombreuses heures qu'il a consacrées à ce projet, de jour comme de nuit; à George Bach, pour ses encouragements et pour nous avoir mis en rapport avec Heide Lange; à Pat Stevenson, notre excellente et non moins aimable dactylo ; à Magda Gottesman, de la Hunter College Library ; à Jean Addiego pour ses illustrations de qualité ; et à Catherine Donovan, pour son travail de secrétariat.

Nous avons bénéficié de l'apport de nombre de précurseurs et de spécialistes, célèbres ou moins célèbres et nous tenons à citer quelques-uns de ceux à qui nous devons beaucoup : Freud, Dickenson, Havelock Ellis, Wilhelm Reich, Ernst Gräfenberg, Kinsey et son équipe, Arnold Kegel, William Masters et Virginia Johnson, Alexander Lowen, Edward Brecher, Josephine et Irving Singer, J. Lowndes Sevely, J. W. Bennett, Edwin Belzer Jr, Frank Addiego et Helen Robinson.

Pour leur soutien aimable et constant tout au long de la réalisation du projet, Alice Ladas tient à remercier Harold, son mari, et Robin et Pamela, leurs filles, qui ont accordé leur patience à leur épouse et mère trop occupée.

Beverly Whipple adresse ses profonds remerciements à son mari, Jim et à leurs enfants, Allen et Susan, pour leur aide personnelle, leurs encouragements, et leur amour, ainsi qu'à ses collègues et amis, Frank Addiego et Michael Perry, pour leur aide professionnelle, leurs encouragements, et leurs suggestions. John Perry enfin, exprime sa gratitude à Carolyn G. Perry, qui, outre une contribution à tous les niveaux, a aussi pris une part active aux travaux de recherche et de mise au point de la myographie vaginale et ce, dès le tout début ; à Madeline Daniels, qui nous a permis d'élargir nos connaissances cliniques en nous ouvrant les portes du *Crossroads Center* de New Hampshire ; et enfin, à la *Biofeedback Society of New England,* sur invitation de laquelle nous avons pu donner notre première communication sur la myographie vaginale, en 1978.

Soigner notre **enfant**, Drs G. RATEL, J. RICHARD & Ph. SAGLIER	MS 434 [09]
Gastronomie de la diététique, Dr A.F. CREFF & L. BERARD	MS 420 [06]
Gymnastiques correctives pour enfants, C. CZECHOROWSKI	MS 563 [02]
Exercices de **hatha-yoga**, J. DIJKSTRA	MS 353 [06]
Le dictionnaire Marabout de l'**homéopathie,** C. HAUMONT	MS 348 [06]
Les **hommes préfèrent les rondes,** Dr DUKAN	MS 524 [04]
Kiai, guide pratique d'éveil et de relaxation, A.L. MEYER	MS 440 [04]
Maigrir autrement, A. MESSEGUE	MS 579 [06]
Le guide pratique des **massages,** H. CZECHOROWSKI	MS 333 [04]
Le guide Marabout de la **maternité**, G. GUIDEZ	MS 285 [06]
Le dictionnaire Marabout de la **médecine,** T.1.	MS 329 [10]
Le dictionnaire Marabout de la **médecine,** T.2.	MS 330 [10]
Le dictionnaire Marabout des **médecines naturelles,** T.1.	MS 238 [09]
T.2.	MS 239 [09]
La **pharmacie du bon Dieu,** F. BARDEAU	MS 366 [07]
100 **plantes**, 1000 usages, Y. ROCHER	MS 321 [09]
Les **pratiques chinoises de santé,** D. de WESPIN	MS 421 [04]
Le guide Marabout de la **relaxation et de la sophrologie,** C. HAUMONT	MS 382 [05]
Remèdes de grand-mère, G. MILLANVOYE	MS 444 [04]
Savoir **respirer,** M.F. ELLIOT	MS 493 [02]
Scarsdale, régime médical infaillible, H. TARNOWER & S.S. BAKER	MS 459 [06]
Les **secrets du docteur,** A. LEMAIRE	MS 363 [07]
Le guide pratique de la **sophrologie,** Y. DAVROU & J.C. MAQUET	MS 484 [04]
Etes-vous **spasmophile** ? Dr H. RUBINSTEIN	MS 532 [04]
Le guide Marabout du **Yoga**, J. TONDRIAU & J. DEVONDEL	MS 79 [07]
Le **Yoga des yeux,** M. DARST CORBETT	MS 373 [06]
Yoga pour elle, E. LONGUE	MS 399 [06]

Psychologie

Acupuncture et psychanalyse, Dr J.C. HACHETTE & Dr Ch. HOURI	MS 516 [06]
Le guide Marabout de la **chiromancie,** MIR BASHIR	MS 374 [06]
Comment leur dire, Dr MARCELLI	MS 431 [04]
La **conscience du corps,** M. FELDENKRAIS	MS 540 [06]

Les **dessins d'enfants** et leur signification, A. OLIVERIO FERRARIS	MS 297	[06]
La **dynamique mentale,** C.H. GODEFROY	MS 365	[07]
Vaincre la **dyslexie**, R.H. BORDESOULES	MS 500	[06]
Le guide Marabout de la **dyslexie,** P. LEUNEN	MS 542	[04]
Comment connaître son **enfant**, Dr A. RIDEAU	MS 438	[06]
Ecriture et personnalité, N. JULIEN	MS 575	[04]
Le livre des **extases**, E. ROSENFELD	MS 599	N
Comprendre les **femmes**, P. DACO	MS 250	[09]
Connaissez-vous par la **forme de votre visage,** L. UYTTENHOVE	MS 525	[04]
Frères et sœurs, B. COFFIN	MS 596	N
Le guide Marabout de la **graphologie,** A.M. COBBAERT	MS 337	[06]
Le **langage efficace**, F. RICHAUDEAU	MS 360	[08]
La **lecture rapide,** F. RICHAUDEAU	MS 102	[07]
Les voies étonnantes de la **nouvelle psychologie**, P. DACO	MS 480	[09]
Comprendre ses **parents** et ses **grands-parents,** C. RAPAILLE	MS 568	[06]
Pères et filles (le complexe d'Electre), W.S. APPELTON	MS 577	N
Développez vos **pouvoirs invisibles,** Y. BOURDOISEAU	MS 340	[04]
Les **prénoms**, un choix pour l'avenir, C. MERCIER & P. DACO	MS 369	[09]
Les triomphes de la **psychanalyse,** P. DACO	MS 29	[09]
Psychologie de la création, G. & B. VERALDI	MS 230	[06]
Les prodigieuses victoires de la **psychologie moderne,** P. DACO	MS 15	[09]
Que suis-je ? S. DURVILLE	MS 362	[09]
Répondre aux enfants jusqu'à l'adolescence, C. COTTI	MS 334	[05]
L'interprétation des **rêves**, P. DACO	MS 341	[07]
Le dictionnaire Marabout des **rêves,** L. UYTTENHOVE	MS 539	[06]
Connaissez-vous par votre **signature,** L. UYTTENHOVE	MS 521	[06]
Le **sommeil et les rêves,** MONNERET	MS 455	[06]
Le dictionnaire des **superstitions et croyances populaires,** P. CANAVAGGIO	MS 339	[06]
Les **surdoués**, R. CHAUVIN	MS 350	[04]
Réussir les **tests d'entreprise**, G. AZZOPARDI	MS 571	[04]
15 **tests pour connaître les autres,** M. & F. GAUQUELIN	MS 477	[06]
20 **tests pour se connaître,** M. & F. GAUQUELIN	MS 236	[06]
Tests pour mesurer l'intelligence de votre enfant, G. WILSON & D. GRYLLS	MS 314	[03]
Les **tests Psi,** R. de AMORELLI	MS 349	[03]
Vaincre sa **timidité,** F. SUZZARINI	MS 494	[04]

Gastronomie

Le guide Marabout du **barbecue**, E. JANVIER	MS 355 [04]
Le livre des **bonnes herbes**, P. LIEUTAGHI T.1.	MS 323 [05]
Le livre des **bonnes herbes**, P. LIEUTAGHI T.2.	MS 324 [05]
Le guide Marabout des **cocktails et boissons alcoolisées**, N. LYON	MS 427 [07]
Le guide Marabout des **confitures**, C. CARON	MS 383 [06]
Almanach de la **congélation**	MS 426 [02]
La **cuisine belge** (220 recettes), J. ANDRIEU-DELILLE	MS 592 N
Cuisine couleurs :	
Desserts, glaces et sorbets	MS 509 [06]
Hors-d'œuvre et terrines	MS 504 [06]
Pâtisserie	MS 502 [06]
Poissons et fruits de mer	MS 507 [06]
Recettes faciles	MS 572 [06]
Recettes pas chères	MS 573 [06]
Recettes pour recevoir	MS 508 [06]
Recettes de santé	MS 503 [06]
Recettes du terroir	MS 501 [06]
Recettes végétariennes	MS 510 [06]
Le tour du monde en 80 plats	MS 506 [06]
Viandes et volailles	MS 505 [06]
La cuisine française classique et nouvelle, R.J. COURTINE	MS 305 [09]
La **cuisine grecque**, G. PIERRAT	MS 588 N
La **cuisine des îles**, M.M. CARBET	MS 386 [04]
La **cuisine indienne**, S. SATTAR	MS 488 [04]
La **cuisine marocaine et maghrébine**, M.A. GUERTAL	MS 395 [04]
La **cuisine du monde entier et des provinces françaises**, R.J. COURTINE	MS 19 [09]
La **cuisine pour deux**, L. BERARD	MS 194 [05]
Cuisine, secrets de famille, P. BUTEUX	MS 351 [09]
La **cuisine toute simple**, P. BUTEUX	MS 352 [09]
La **cuisine vietnamienne et chinoise**, N. NGOC RAO	MS 291 [04]
Le guide Marabout des **épices, aromates et condiments,** R. LANDRY	MS 331 [10]
Le guide Marabout des **fromages de France et du monde entier,** P. ANDROUET & N. LYON	MS 332 [10]
Gastronomie de la diététique, Dr A.F. CREFF & L. BÉRARD	MS 420 [06]
Le guide Marabout de la **pâtisserie et des desserts,** A. GENERET & Y. LINE	MS 49 [09]
Le guide culinaire des **poissons, crustacés et mollusques,** N. LYON	MS 338 [07]
Le **premier livre de cuisine,** L. BERARD	MS 175 [05]
Recettes pour ne pas grossir, L. BERARD	MS 259 [05]

250 **recettes au jardin des herbes,**
Y. BATY-VERNIER — MS 550 [06]
Recevoir autrement, J. GERARD — MS 429 [09]
Le guide Marabout des **surgelés,** J. GERARD — MS 325 [07]
Les **vins** — la **cave**, (Manuel de l'amateur),
P. COUDERC — MS 377 [04]
Le guide Marabout des **vins de France et du monde entier,** F. SCHOONMAKER & Ch.R. SAINT ROCH — MS 479 [09]

Astrologie, Prédictions, Esotérisme

Connaissez-vous par votre signe **astral**,
J. de GRAVELAINE — MS 318 [04]
Le dictionnaire de l'**astrologie,** M. CURCIO — MS 388 [06]
Guide pratique d'**astrologie,** G. d'AMBRA — MS 482 [07]
Tables graphiques d'**astrologie,** G. d'AMBRA — MS 483 [09]
Le guide Marabout de l'**astrologie égyptienne**,
F. SUZZARINI — MS 593 N
Le guide Marabout de l'**astropsychologie,** H. HIRSIG — MS 391 [02]
Guide astrologique des **carrières**, G. d'AMBRA — MS 515 [06]
Le guide Marabout de la **cartomancie,**
F. MAISONBLANCHE — MS 547 [07]
Comprendre l'ère du Verseau, E. WEBB — MS 531 [06]
Connaître et comprendre votre **enfant** par l'astrologie,
F. MAISONBLANCHE
- Bélier — MS 551 [04]
- Taureau — MS 552 [04]
- Gémeaux — MS 553 [04]
- Cancer — MS 554 [04]
- Lion — MS 555 [04]
- Vierge — MS 556 [04]
- Balance — MS 557 [04]
- Scorpion — MS 558 [04]
- Sagittaire — MS 559 [04]
- Capricorne — MS 560 [04]
- Verseau — MS 561 [04]
- Poissons — MS 562 [04]

Dodécalingue astrologique, F. MAISONBLANCHE — MS 584 [04]
Le guide Marabout de la **lune** et des
influences lunaires, I. VIRGATCHIK — MS 565 [04]
Le guide des **maisons astrologiques**, G. d'AMBRA — MS 564 [06]
Guides astrologiques, F. MAISONBLANCHE
- Bélier — MS 470 [06]
- Taureau — MS 471 [06]
- Gémeaux — MS 460 [06]
- Cancer — MS 461 [06]

Achevé d'imprimer sur les presses de **Scorpion**,
à Verviers pour le compte des nouvelles éditions **Marabout**.
D. février 1984/0099/30
ISBN 2-501-00494-9